マイナス10歳を手に入れる

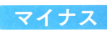

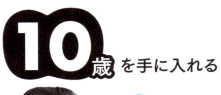

骨盤メンテ

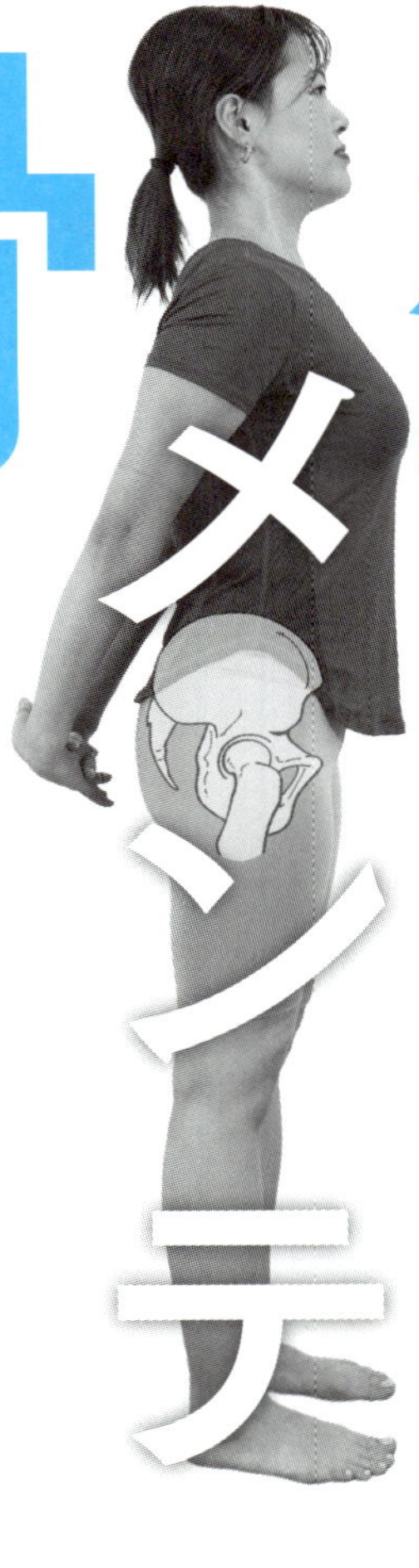

～回転でととのう姿勢・柔軟ケア～

理学療法士
動きのこだわりテーション
土屋 元明

運動と医学の出版社

マンガ「骨盤が歪んでます」

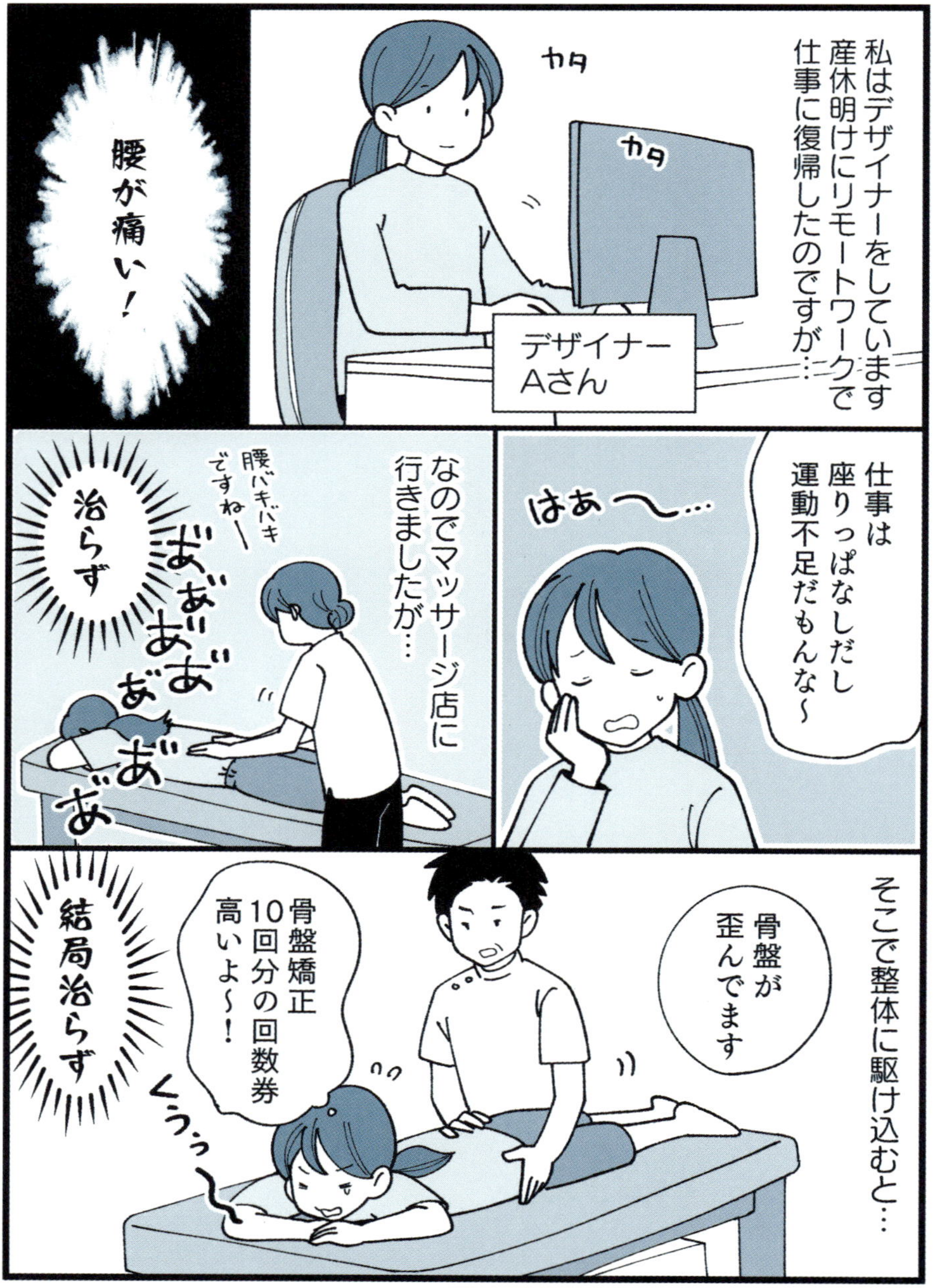

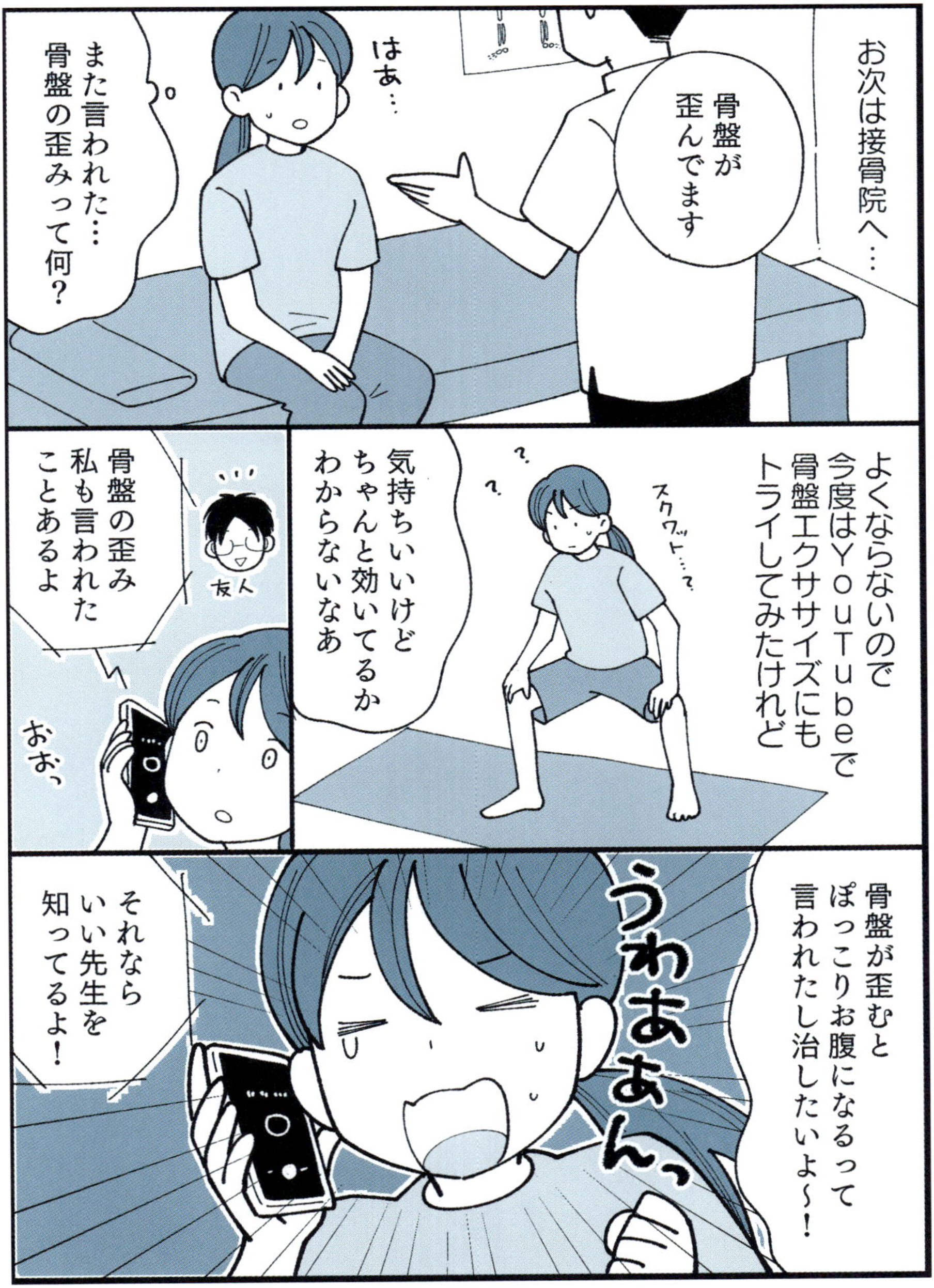
お次は接骨院へ…
骨盤が歪んでます
はあ…
また言われた… 骨盤の歪みって何？
よくならないので今度はYouTubeで骨盤エクササイズにもトライしてみたけれど
スクワット…
気持ちいいけどちゃんと効いてるかわからないなあ
骨盤の歪み私も言われたことあるよ
友人
おお、
骨盤が歪むとぽっこりお腹になるって言われたし治したいよ〜！
うわああんっ
それならいい先生を知ってるよ！

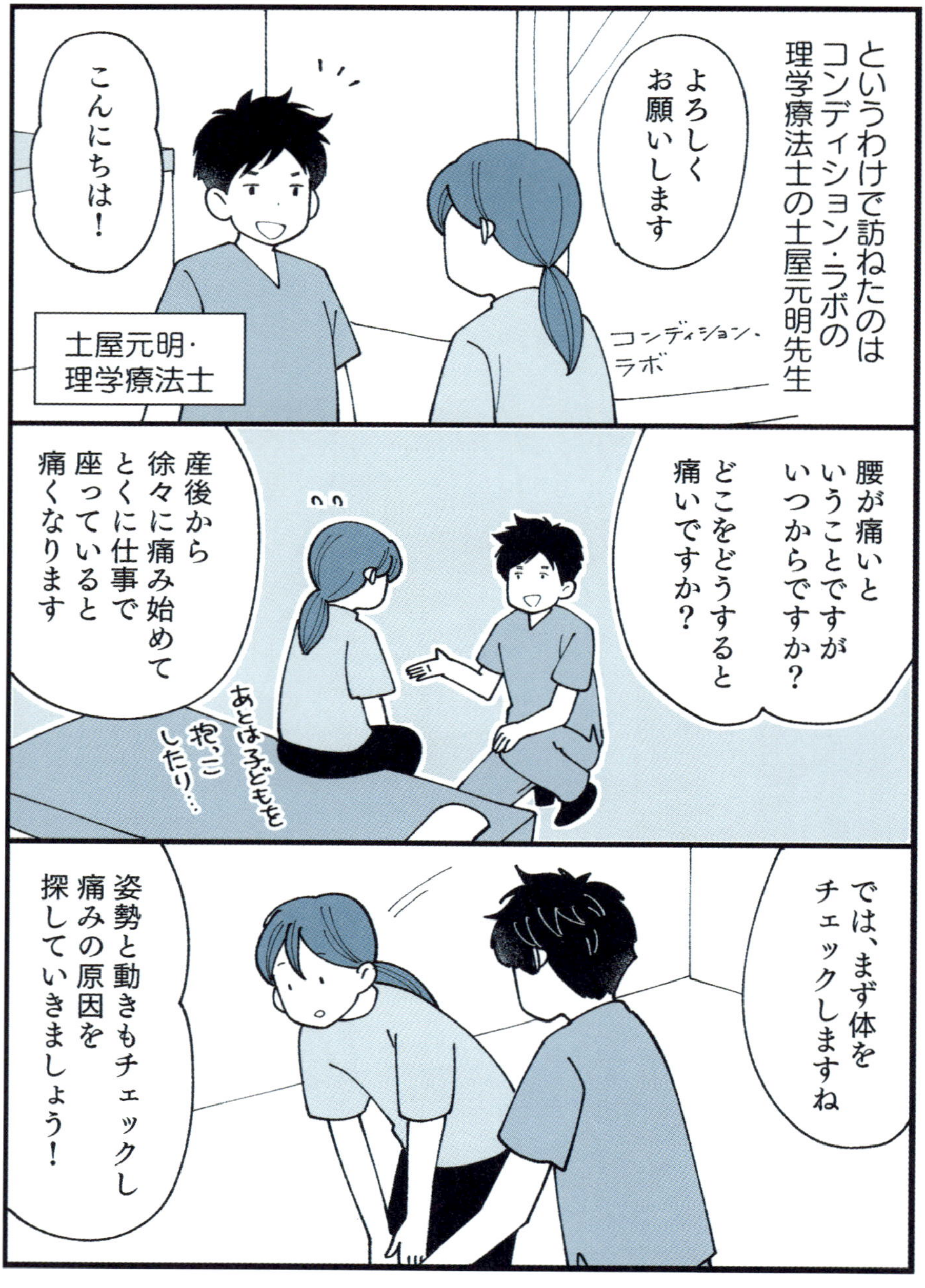
というわけで訪ねたのは
コンディション・ラボの
理学療法士の土屋元明先生
よろしく
お願いします
コンディション・
ラボ
こんにちは！
土屋元明・
理学療法士
腰が痛いと
いうことですが
いつからですか？
どこをどうすると
痛いですか？
産後から
徐々に痛み始めて
とくに仕事で
座っていると
痛くなります
あとは子どもを
抱っこ
したり…
では、まず体を
チェックしますね
姿勢と動きもチェックし
痛みの原因を
探していきましょう！

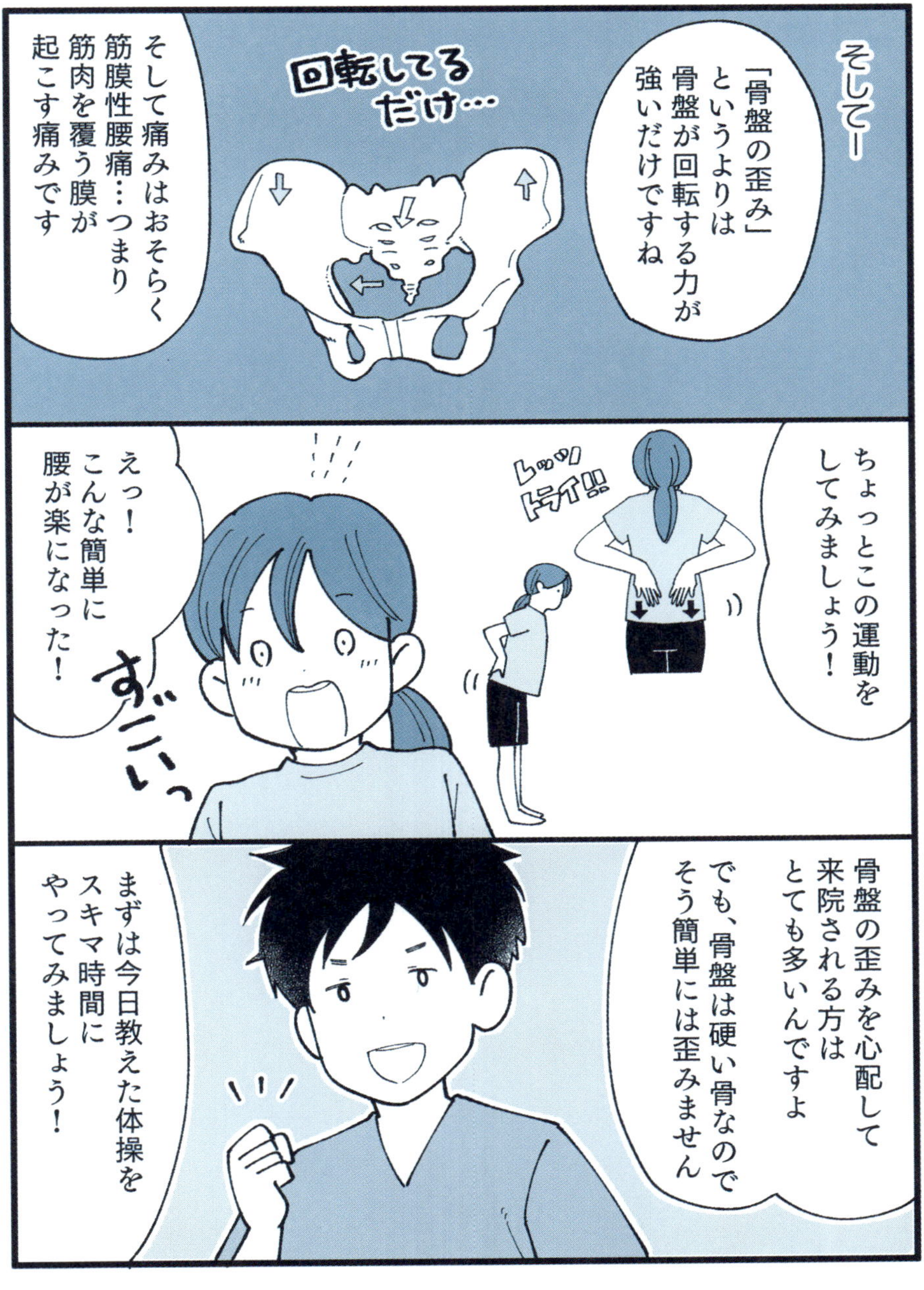
そしてー
「骨盤の歪み」というよりは骨盤が回転する力が強いだけですね
回転してるだけ…
そして痛みはおそらく筋膜性腰痛…つまり筋肉を覆う膜が起こす痛みです
ちょっとこの運動をしてみましょう！
レッツトライ!!
えっ！こんな簡単に腰が楽になった！
すごいっ
骨盤の歪みを心配して来院される方はとても多いんですよ
でも、骨盤は硬い骨なのでそう簡単には歪みません
まずは今日教えた体操をスキマ時間にやってみましょう！

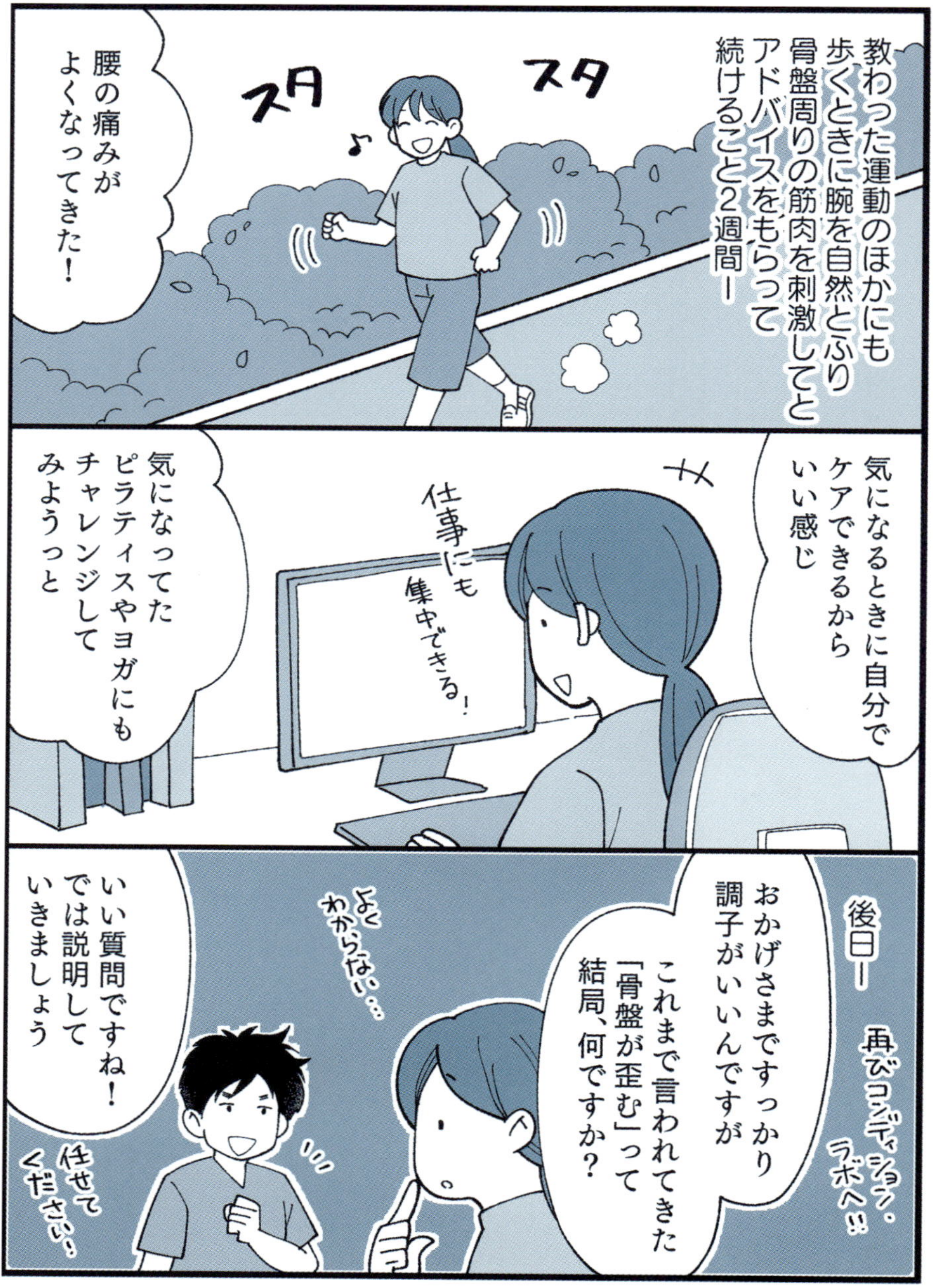
教わった運動のほかにも
歩くときに腕を自然とふり
骨盤周りの筋肉を刺激してと
アドバイスをもらって
続けること2週間ー
スタ スタ
腰の痛みが
よくなってきた！
気になるときに自分で
ケアできるから
いい感じ
仕事にも
集中できる！
気になってた
ピラティスやヨガにも
チャレンジして
みようっと
後日ー　再びコンディション・ラボへ!!
おかげさまですっかり
調子がいいんですが
これまで言われてきた
「骨盤が歪む」って
結局、何ですか？
よく
わからない…
いい質問ですね！
では説明して
いきましょう
任せて
ください！

はじめに

骨盤の歪みの正体って何？

みなさんは鏡に映った自分の姿を見て、「なんか体型が変じゃない？」と感じたことはありませんか。あるいは、肩や腰の痛みがなかなかよくならなくて、「どこが悪いんだろう」と悩んだことはありませんか。

そんな違和感や悩みを抱えて整体や接骨院を訪れ、「骨盤《こつばん》が歪《ゆが》んでいます。矯正したほうがいいですね」と言われた方も多いのではないでしょうか。

「歪み」という言葉は、体のバランスが大きくくずれている印象を与えがちですから、矯正には効果がありそうに思います。

ところが、「これで体型がよくなるかな」「痛みがラクになるはず」と期待したものの、矯正を受けても悩みは解消せず、モヤモヤしたまま……。

なぜでしょうか。実は、矯正する必要がないケースが多いからです。

「骨盤が歪んでいる」と言われると、みなさん、次ページの**図1**のような骨盤の状況をイメージされるのではないかと思います。しかし実際には、10ページの**図2**のように、**骨盤は3方向にわずかに回転しているにすぎません。その回転が〝歪み〟として見えている**のです。

そのため、ふだんとは逆方向に骨盤を回転させたり、骨盤と連動して動く関節の柔軟性を高めたりすれば、姿勢は自然と改善され、10歳は若返ったようにシャキッとします（ただし、仙腸《せんちょう》関節の痛みなど、実際に骨盤の歪みによって痛みが生じている場合は、専門的なケアが必要になることもあります。付章参照）。

本書では、骨盤の歪みの正体についてふれ、姿勢や体の機能をととのえる方法に

図1　骨盤の歪みのイメージと本当の正体

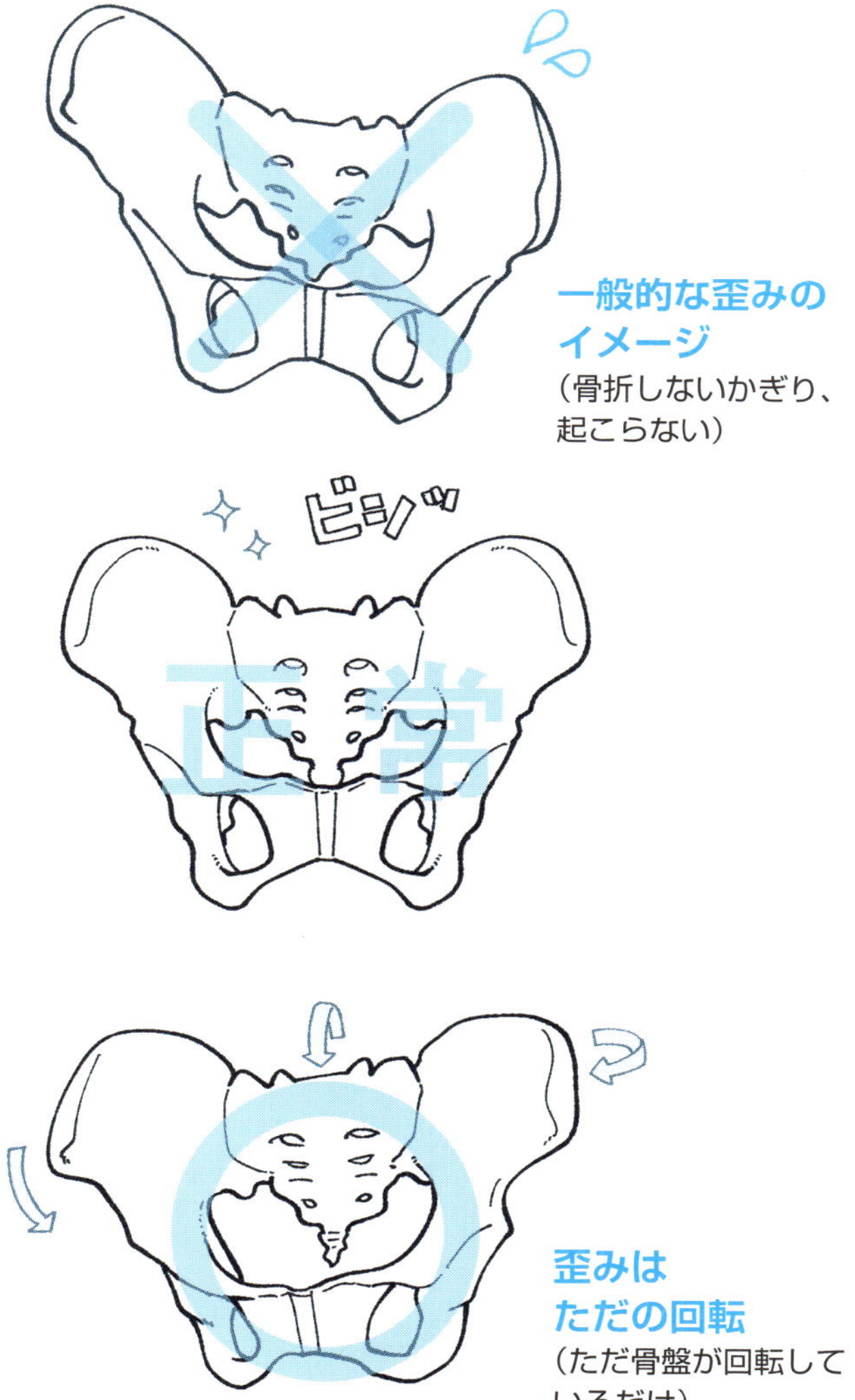
一般的な歪みの
イメージ
（骨折しないかぎり、
起こらない）
ビシッ
正常
歪みは
ただの回転
（ただ骨盤が回転して
いるだけ）

図2　3方向の回転で歪んで見える

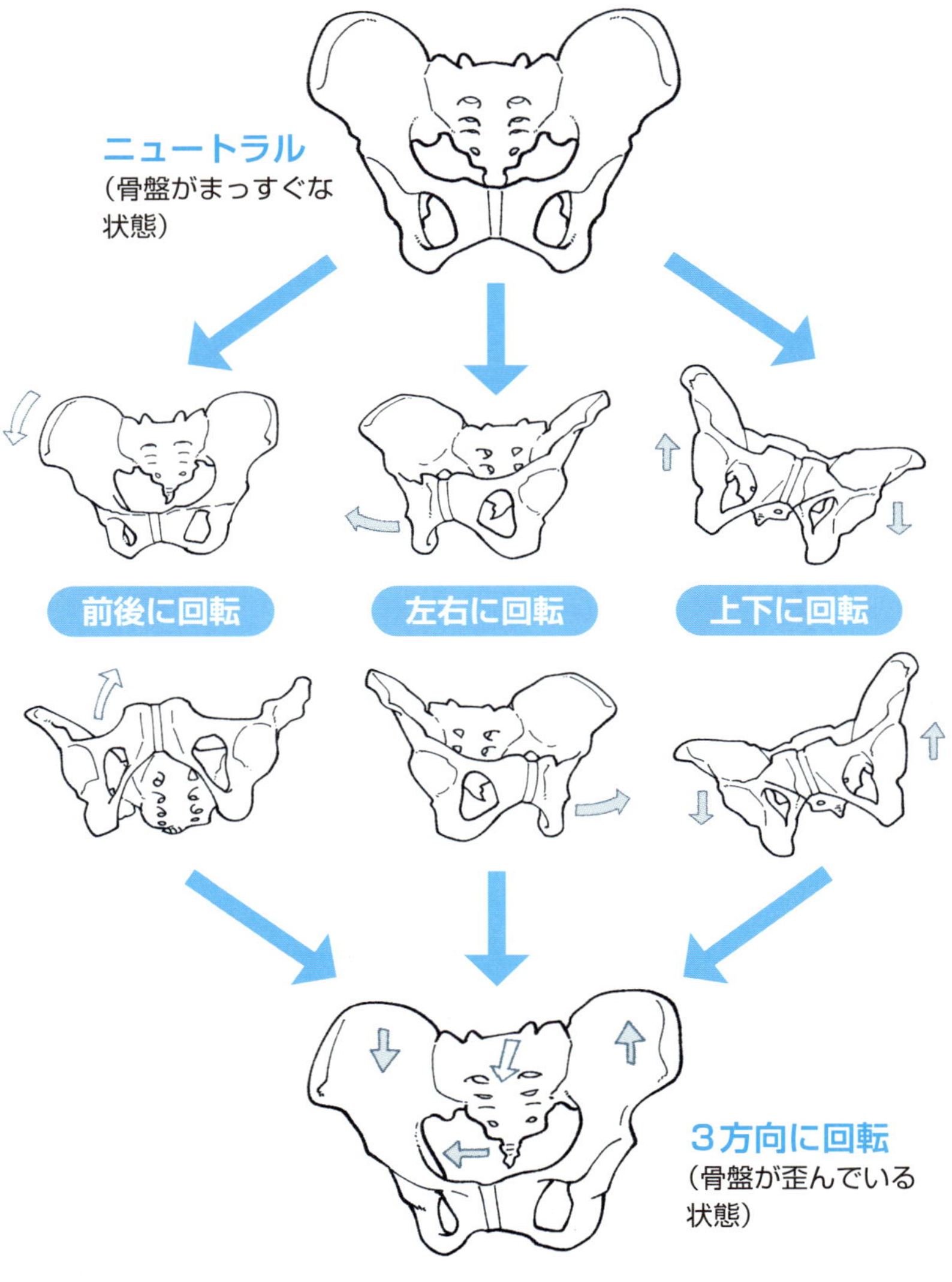

ついてくわしく解説していきます。

●もし、体型が気になり、マイナス10歳の姿勢を手に入れたいなら……

⬇1章で説明する、**骨盤とのつながりを意識**して改善を図りましょう。

●もし、体の柔軟性や体力の低下が気になっているなら……

⬇2章の**骨盤メンテ（80〜96ページ）**を試してみてください。

ところで、私自身は骨盤矯正を受けたことはありません。本書で紹介する骨盤を回転させるケアや、自分にあった運動を取り入れることで、体の機能を維持しています。

このケアは、だれでも簡単にできますから、みなさんにもぜひ実践していただきたいと思います。ただ、ケアをしたのに痛みがある場合は、まず、痛みの原因となる組織を見つけなければなりません。

「骨盤の歪みが原因じゃないの？」と思われるかもしれませんが、**骨盤が歪んでいる**

というのは痛みの原因ではなく、要因の一つなのです。「姿勢が悪い」も同様に、原因ではなく要因です。**反《そ》り腰やO脚、変形も、原因ではなく、あくまで要因**なのです。

痛みの原因となる組織には、皮下《ひか》組織、筋膜《きんまく》、筋肉、神経、靭帯《じんたい》、滑膜《かつまく》、関節包《ほう》など、骨以外にも多くのものがあります。

痛みの原因はレントゲン写真には映りませんから、それぞれの組織にふれて特定しなければなりません。そこではじめて対策が見えてくるので、このステップはとても大事です。

きちんと組織にふれて、たとえば**痛みの原因が筋肉や筋膜にあるとわかれば、まずはこわばりを解消するケアを行い、それで改善するかどうかを確認**しましょう。

そして、改善したら、なぜその部位に負担がかかったのかを考え、姿勢や動きのクセを見直していきます。そのときのヒントは、本書で紹介している骨盤の観点から得られます。ぜひ、ご自身で姿勢や柔軟性の改善に取り組み、痛みや悩みのない快適な日々を過ごしてください。

理学療法士　土屋元明

目次

マイナス10歳を手に入れる骨盤メンテ

1章　骨盤は何のためにある?

2章 骨盤から体をととのえる

1章

骨盤は何のためにある？

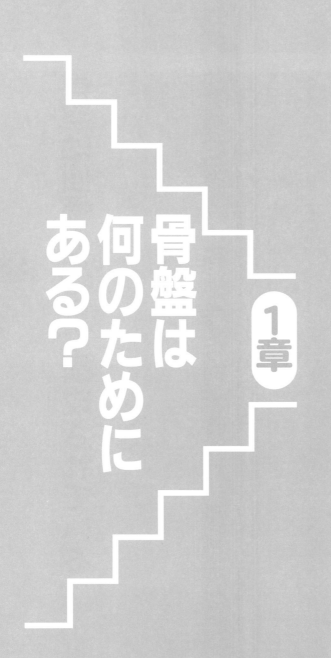

骨盤は仙骨と寛骨で構成されている

●骨盤はほとんど動くことはない

骨盤はお尻に位置し、上半身と下半身をつなぐ重要な部分で、体の動きの起点となります。女性の骨盤は男性に比べて少し広めですが、基本的な構造は同じで、**仙《せん》骨《こつ》**と**寛骨《かんこつ》**（**腸骨《ちょうこつ》**・**恥骨《ちこつ》**・**坐骨《ざこつ》**）で構成されています（図3）。

これらをつなぐ関節として**仙腸関節**（仙骨と腸骨をつなぐ関節）や**恥骨結合**がありますが、これらの可動範囲は2ミリメートル以下とされています。つまり、**骨盤自体はほとんど動かない**ということをまず知っておいてください（図4）。

ここで、「歪み」という言葉を考えてみましょう。

歪みとは、形が変わることを指します。そのため、骨盤が歪む状況としては、以

図3 骨盤は仙骨と寛骨で構成されている

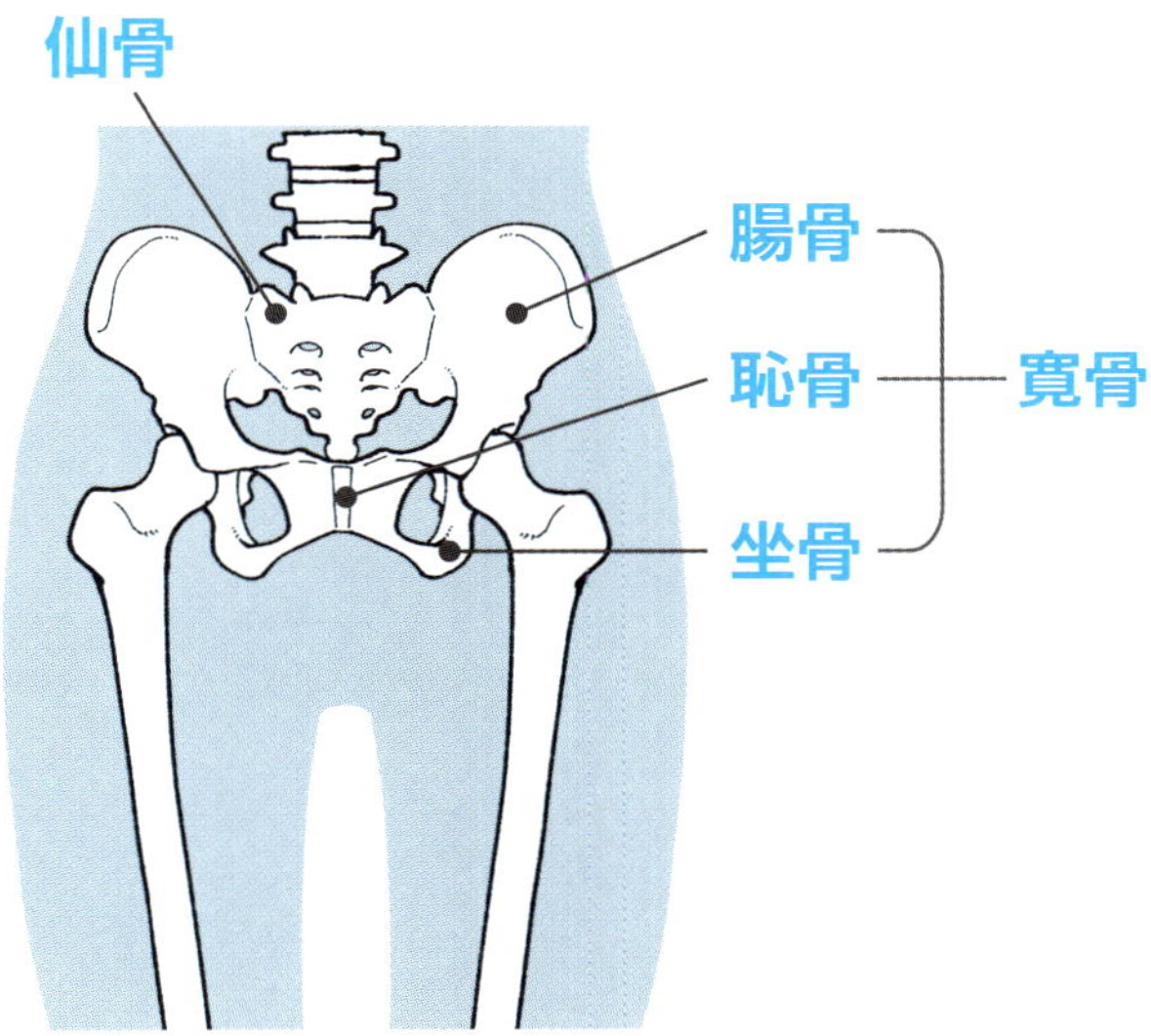

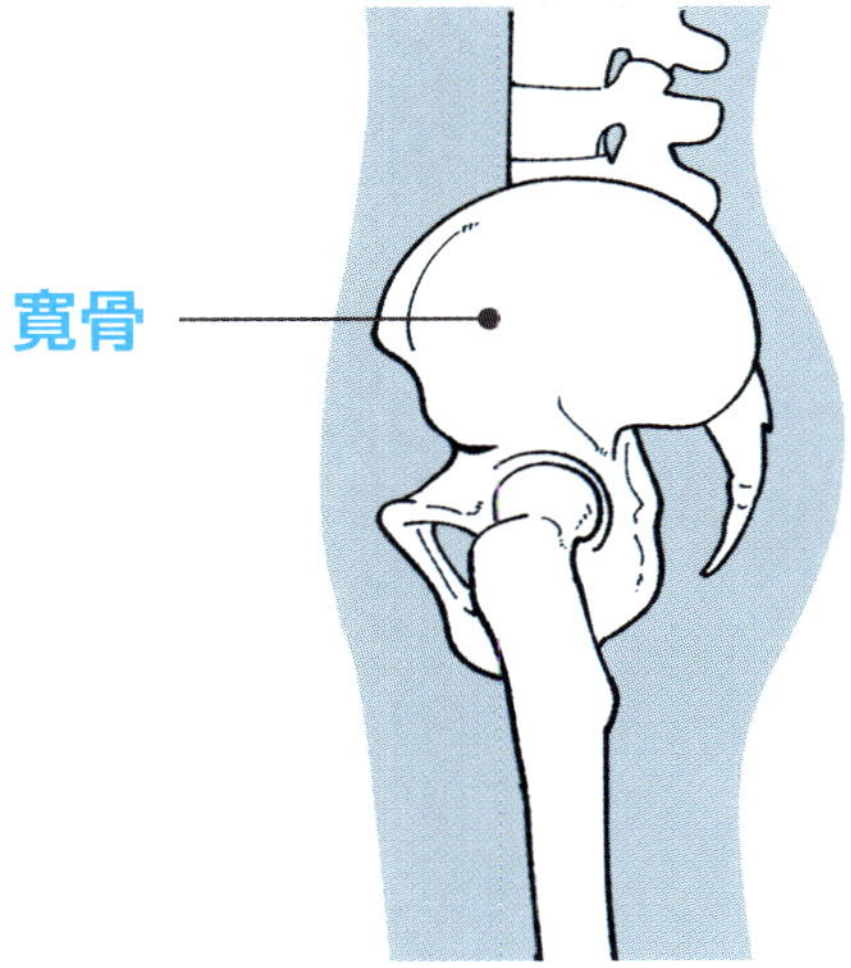

下の二つの状況が考えられます。

①骨折などで骨盤自体の形が変わる

②仙腸関節や恥骨結合が動いて形が変わる

まず、①の日常生活における骨折は、非常にまれです。実際に骨盤が歪むのは、②の仙腸関節や恥骨結合が動いて形が変わる場合です。

しかし、仙腸関節や恥骨結合がそれぞれ2ミリメートル程度動いたとしても、それを肉眼で歪みとして確認できるでしょうか。私は「それは無理」と答えます。つまり、**多くの方がイメージする骨盤の歪みは、実際には骨盤がわずかに回転している状態**なのです。

もちろん、仙腸関節や恥骨結合に負担がかかり、数ミリメートルの歪みが痛みを引き起こすこともあります。このような場合、骨盤の触診だけでなく、さまざまな身体所見を総合的に判断する必要があります（後述）。

図4 骨盤の関節はほとんど動かない

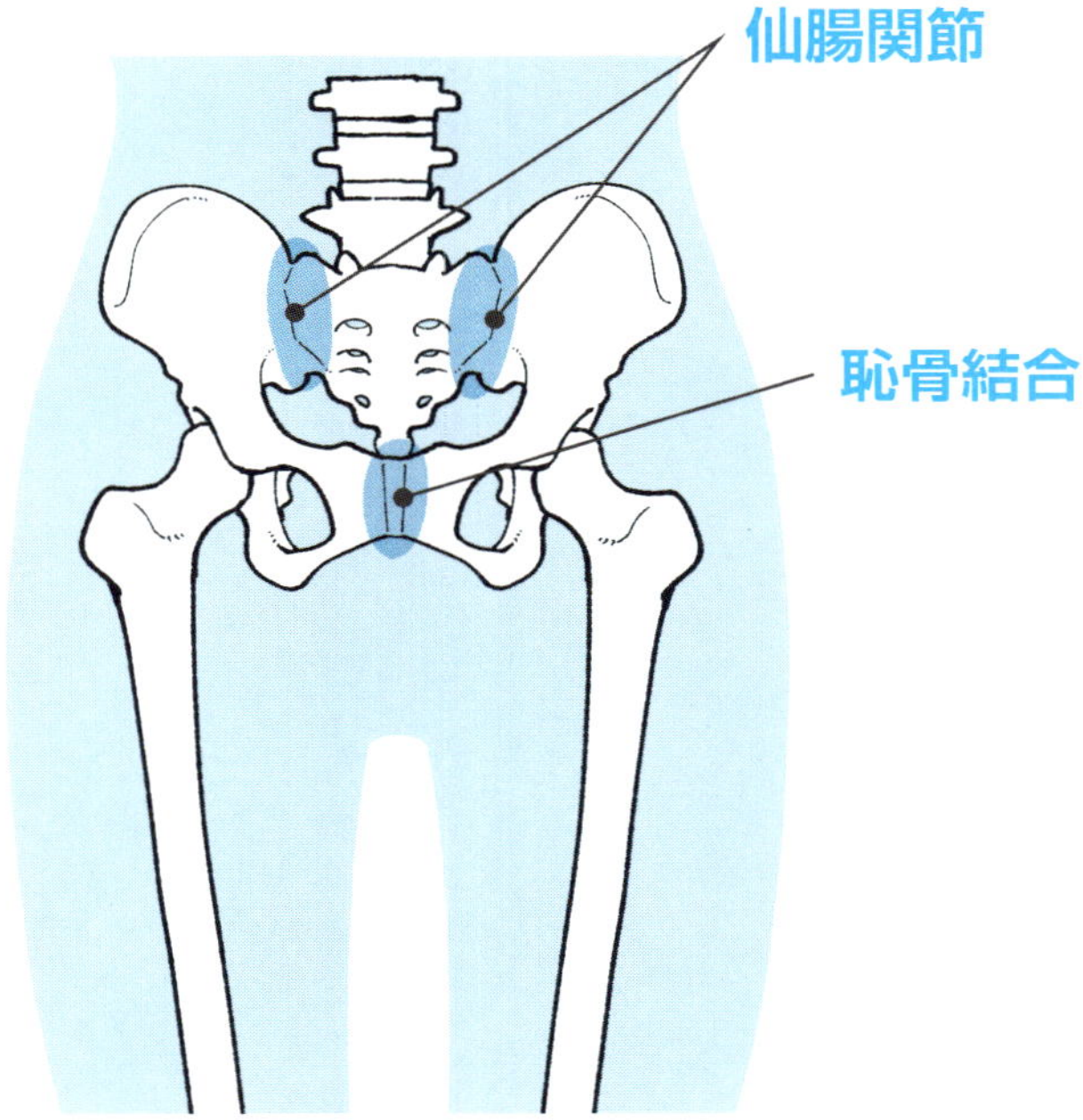

仙腸関節も恥骨結合も、
2㎜以下の動きしか生じない

↓

骨盤自体はほとんど動くことはない

↓

歪んでいることがわかるのは至難の業《わざ》

骨盤の回転で姿勢は決まる

●骨盤の歪みはたんに骨盤が回転しているだけ

このように、みなさんが抱く歪みのイメージと、医療従事者が考える歪みには大きな違いがあります（図5）。

多くの方がイメージしている歪みは、たんに骨盤が回転しているだけであることがほとんどです。ということは、**どのように回転しているかをチェックし、それに応じたケアを行えば問題の改善につながる**と考えられます。

一方、私たち医療従事者が考える骨盤の歪みは、仙腸関節で約2ミリメートル、恥骨結合で約2ミリメートル、合計でもわずか4ミリメートル程度です。

このわずかな動きよりも、骨盤が回転することのほうが姿勢に大きな影響を与え

図5　歪みに対する一般的な認識と医療従事者の認識は異なる

一般的な歪みの認識

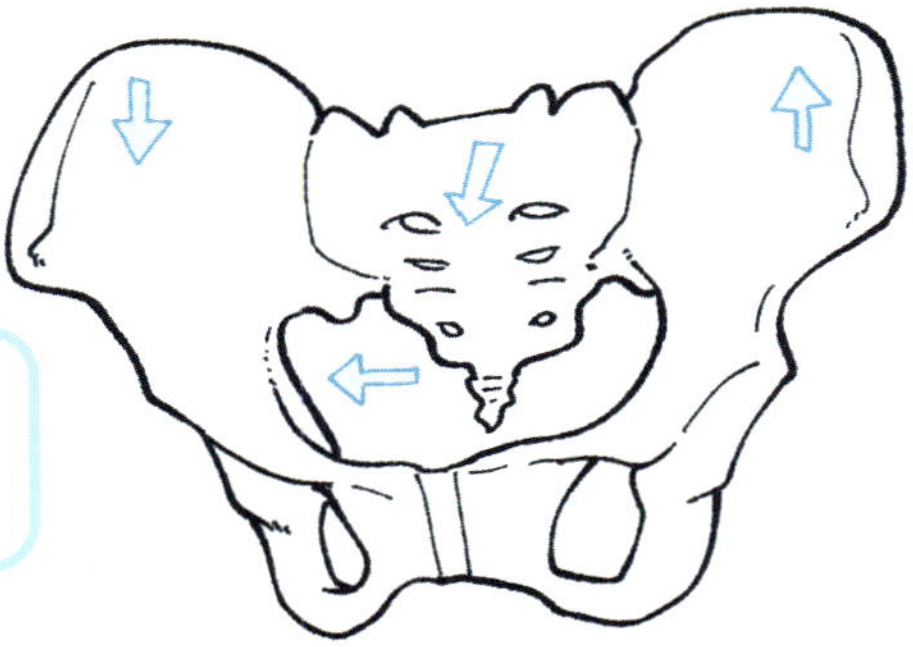

みなさんがイメージする歪みは、骨盤が回転して歪んでいるように見えているだけ。だから、ふだんの回転とは逆の運動を行うことが1つの改善策となる。

医療従事者が考える歪み

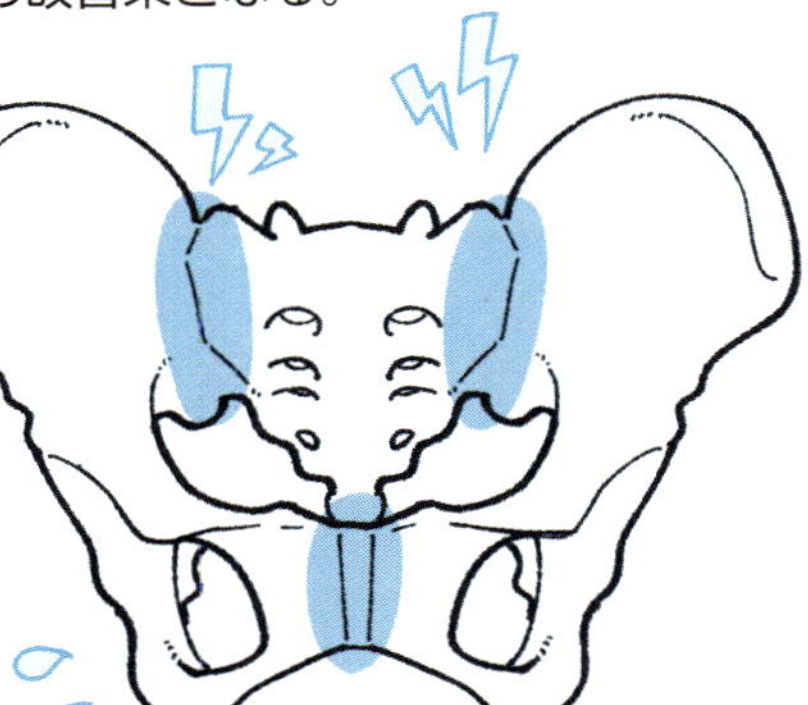

医療従事者が骨盤の歪みを考える際、仙腸関節（ときに恥骨結合）由来の痛みを考察する。これは、さまざまな身体所見から判断する必要があり、骨盤をさわっただけでは判断できない。

ます。

たとえば、骨盤を回転させた場合の姿勢を見てみましょう。**左側の骨盤を軽くもちあげて、お尻を右側に動かすと、姿勢は図6のように変化します。これが骨盤の回転による姿勢変化であり、決して歪みではないことを理解してください。**

よく骨盤矯正によって、**反り腰**や**猫背**、**O脚**、**ぽっこりお腹**が改善されるといわれますが、これは、骨盤がまわりやすい方向とは逆の方向に回転させる施術を行っているようです。

その結果、姿勢がニュートラル（**理想の姿勢**）にもどって改善効果が得られるのです。もちろん、私は骨盤矯正を否定しているわけではありません。むしろ、改善できるのであれば、それはいいことです。

加えていうと、どの方向に骨盤が回転しているかを理解し、いい状態を保つためにケアすることがより大切だと考えています。

図6　骨盤を回転させると姿勢は変わる

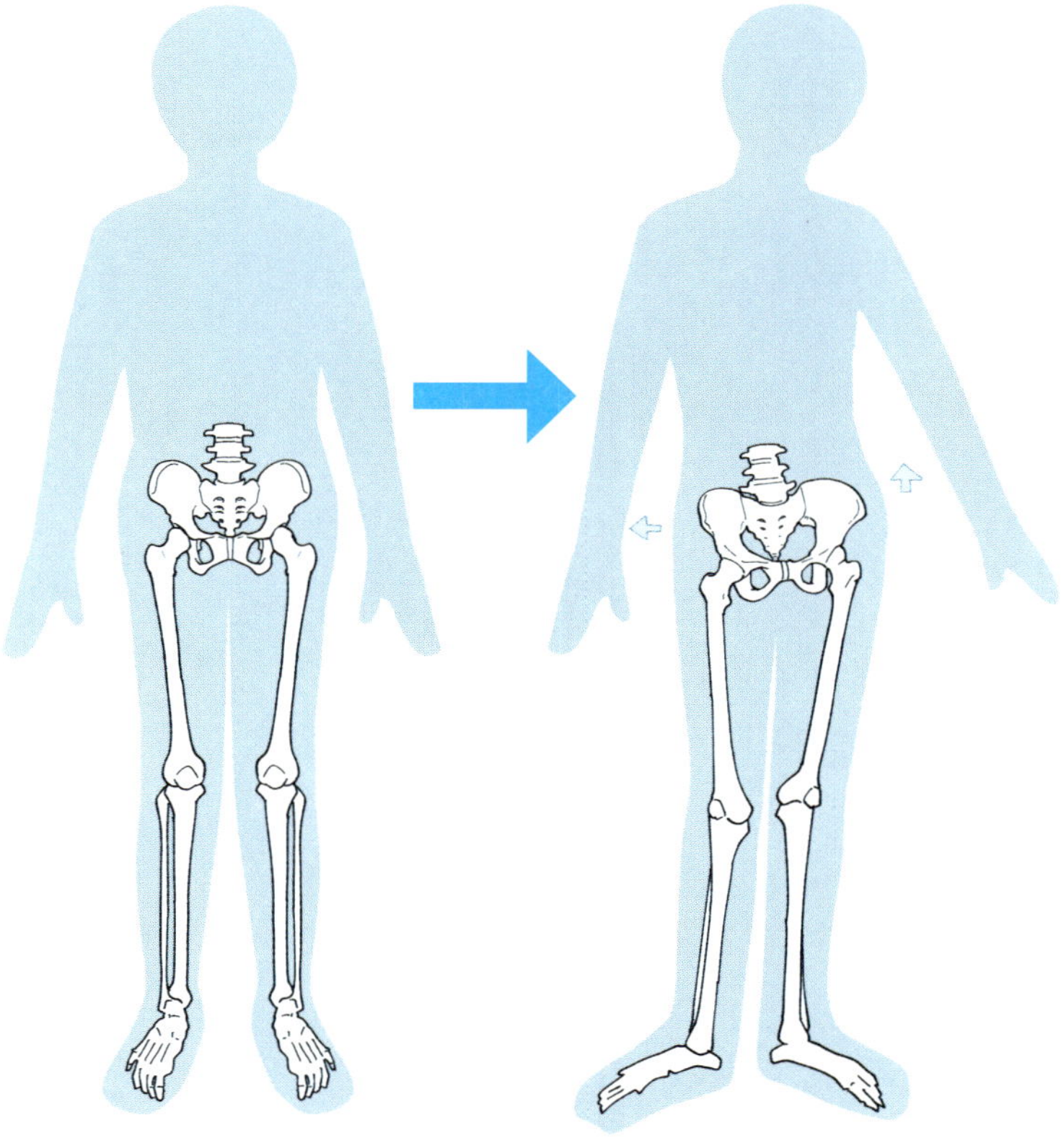

左の骨盤を軽く上げて右に動かすと
姿勢が変わってしまう

腰・股関節が骨盤の回転を支えている

●姿勢や体型を改善するには骨盤を反対の方向にまわせばいい

骨盤は、骨盤単独ではなく、腰と股関節が連動して動くことで回転します。**骨盤を回転させると、腰や股関節の筋肉が働き、柔軟性が高まります。**

もし、腰が反っている、猫背になっている、O脚などの姿勢が気になる場合、それらを**改善するには骨盤を反対の方向にまわすことが対策の一つ**としてあげられます。

ここでは、反り腰、ぽっこりお腹、猫背、O脚、くびれの左右差などの姿勢・体型についてお伝えしていきます（図7）。もし、気になるものがあれば、それぞれのケアを実践し、マイナス10歳の姿勢を手に入れましょう。もちろん、これ以外にも、**骨盤を反対方向にまわす刺激を自分で考えるのもいいでしょう。**

図7　反り腰、猫背、ぽっこりお腹、O脚、くびれ

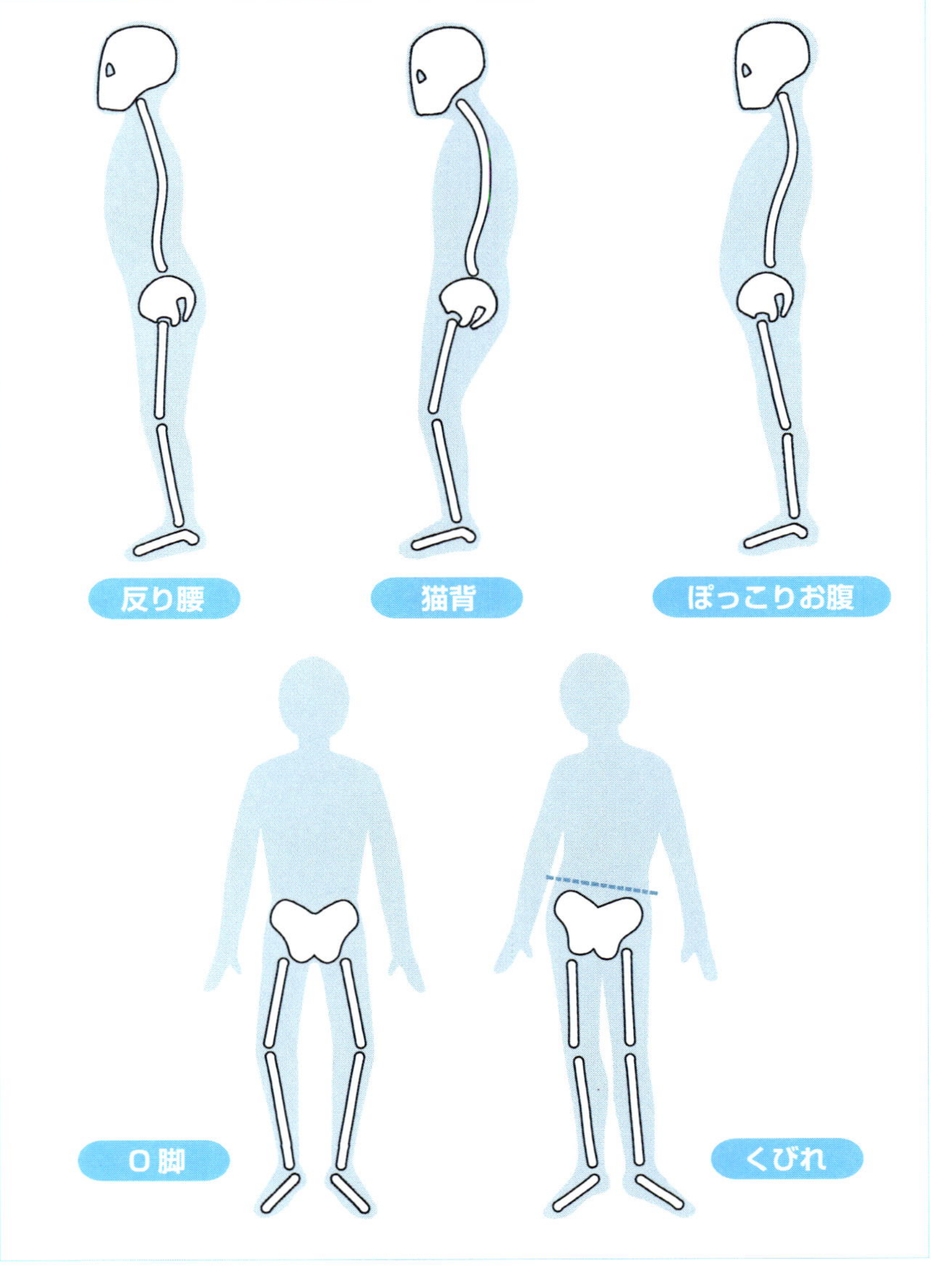

反り腰をケアする

●お尻がうしろに引けるか、前に出るか

反り腰には、二つのタイプがあります（図8）。鏡を見ながら体をまっすぐ伸ばし、ふだんの姿勢にもどったとき、お尻がうしろに引けるか、前に出るかを確認します。

◉お尻がうしろに引ける反り腰の場合

このタイプは典型的な反り腰で、お尻が頭よりもうしろにあります。骨盤は前に回転し、股関節が曲がることでお尻がうしろに移動します。このタイプには、腰を丸める動きと股関節を伸ばす（腰は反らさない）ケアが効果的です（図9）。

図8　反り腰には二つのタイプがある

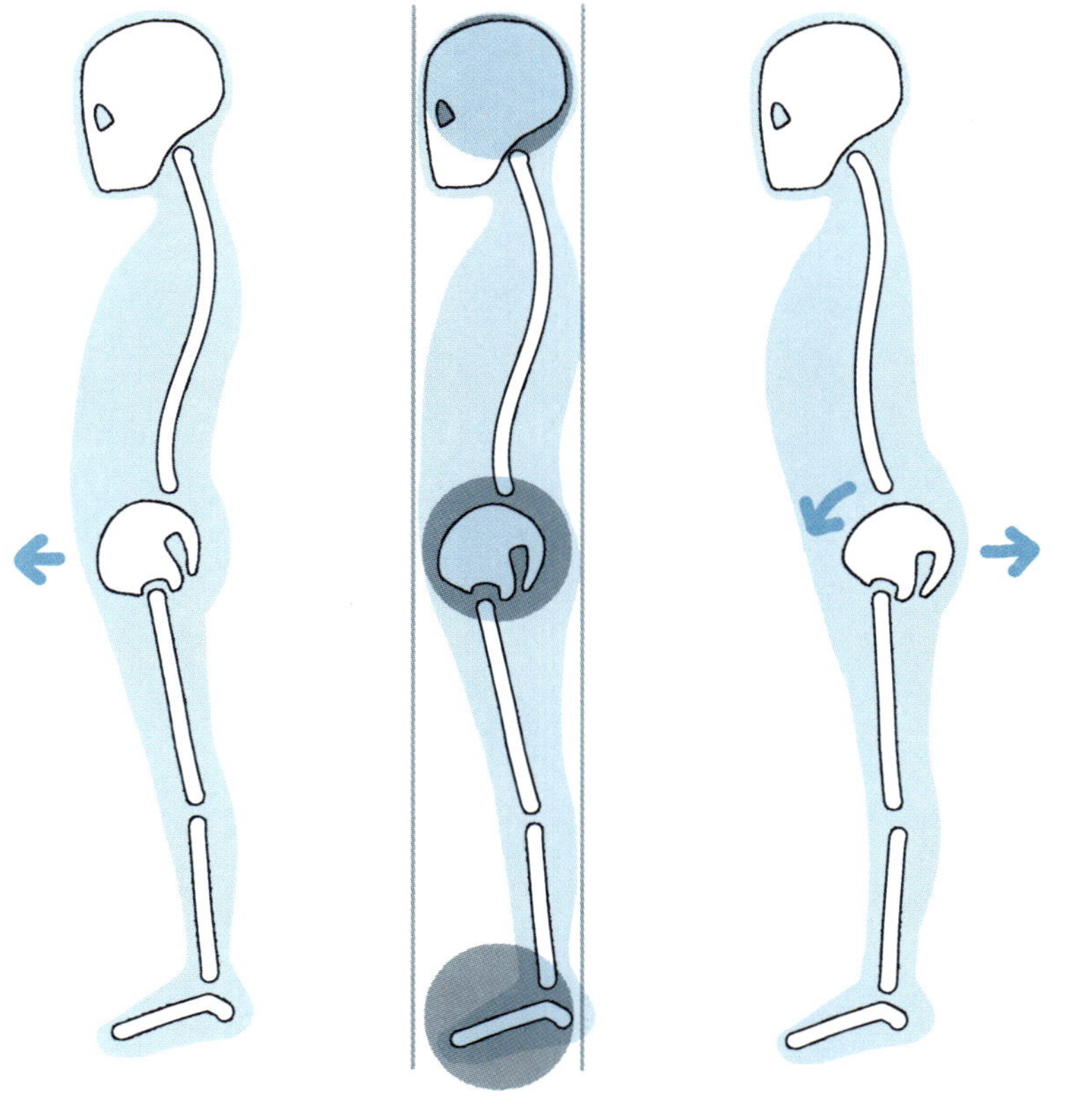

《お尻がうしろに引ける反り腰をケアする》

①仰向けになって片方のひざを抱え、頭とひざを近づけます。このとき、ひざがベッドや床から浮かないように注意します（抱え込みケア）。

②5回行ったら、反対側も同様に行います。左右差がないように、痛みのない範囲で、息をとめずに、ゆっくりと大きく行います。

③次に、骨盤全体をまわす運動を行います（骨盤まわしケア）。

《ポイント》

＊背中とお尻の皮膚を下にずらしたまま行います（図10）。そうすることで、反り腰を抑制しながら体を効果的に動かすことができます。

＊骨盤をまわす際は、時計まわりに5回、反時計まわりに5回行います。大きくきれいな円を描くように意識すると、苦手な方向に気づきます。その方向を、とくにていねいに動かすようにします。

＊みぞおちを軽く上げるように立つと、ニュートラルな姿勢をつくることができ、

図9　お尻がうしろに引ける反り腰のケア

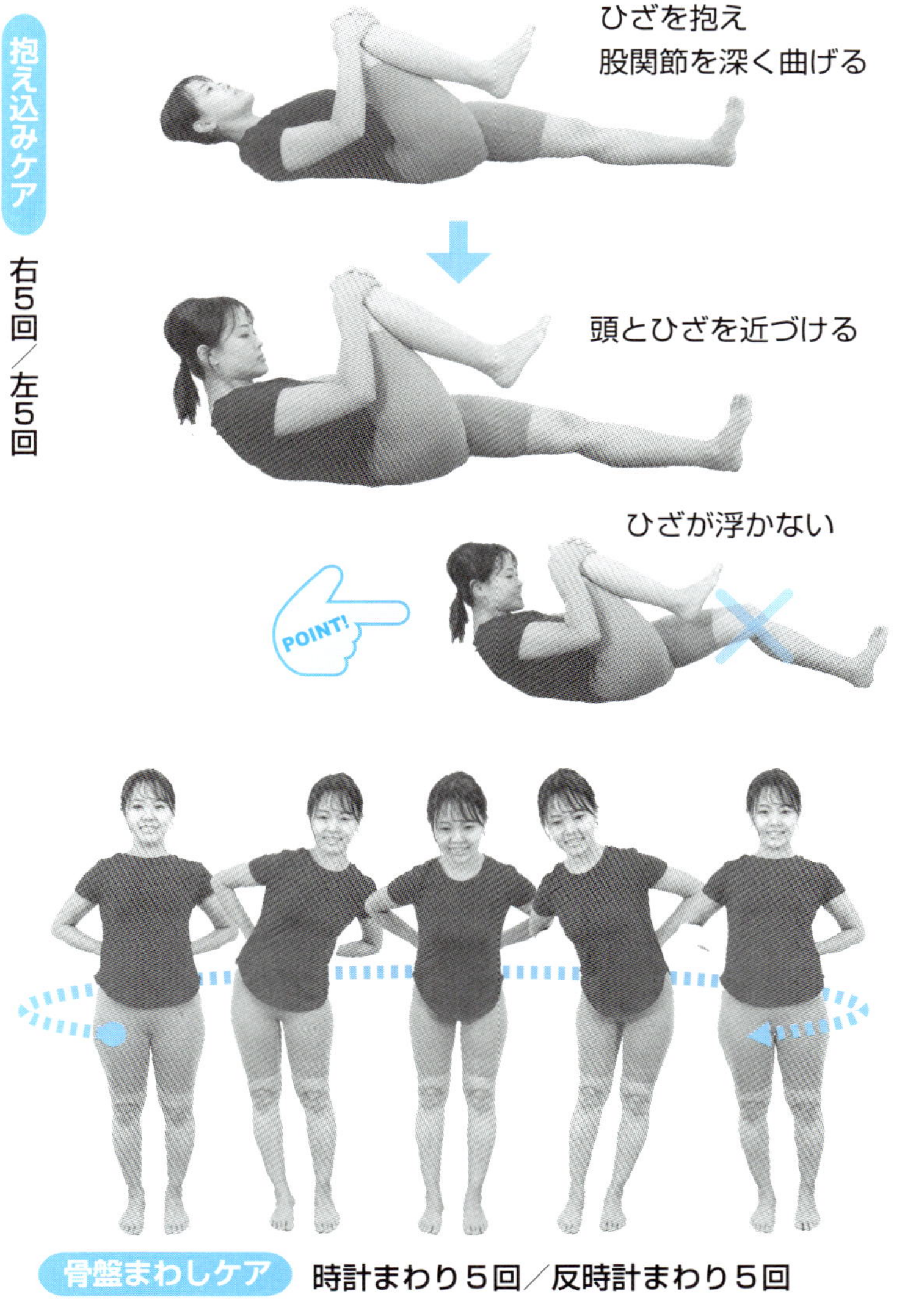

図10　骨盤まわしケアのポイント

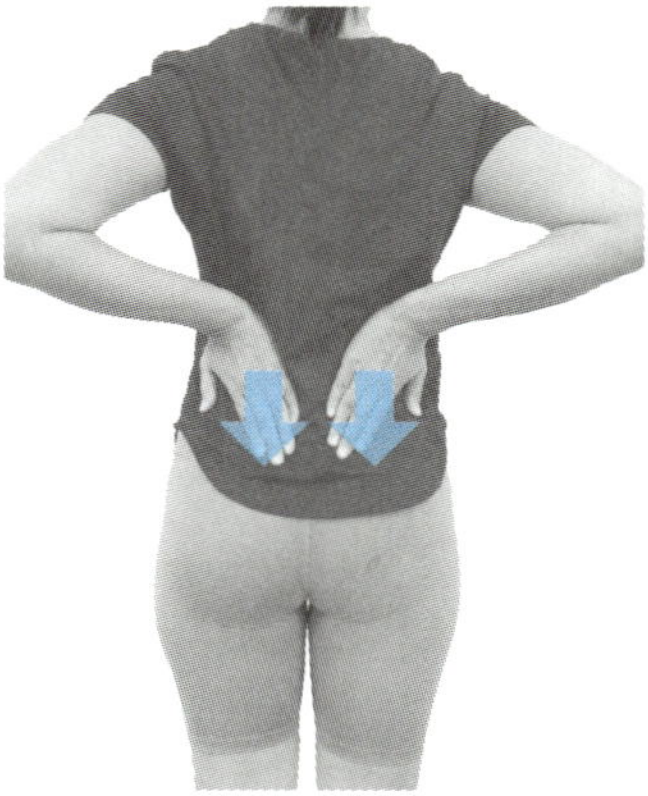

POINT!

背中とお尻の皮膚を下にずらしたまま
骨盤をまわすのがポイント
（反り腰を抑制することが可能）

図11　ニュートラルに立つ

軽くお尻を引いたまま
遠くを見るように頭を
起こす

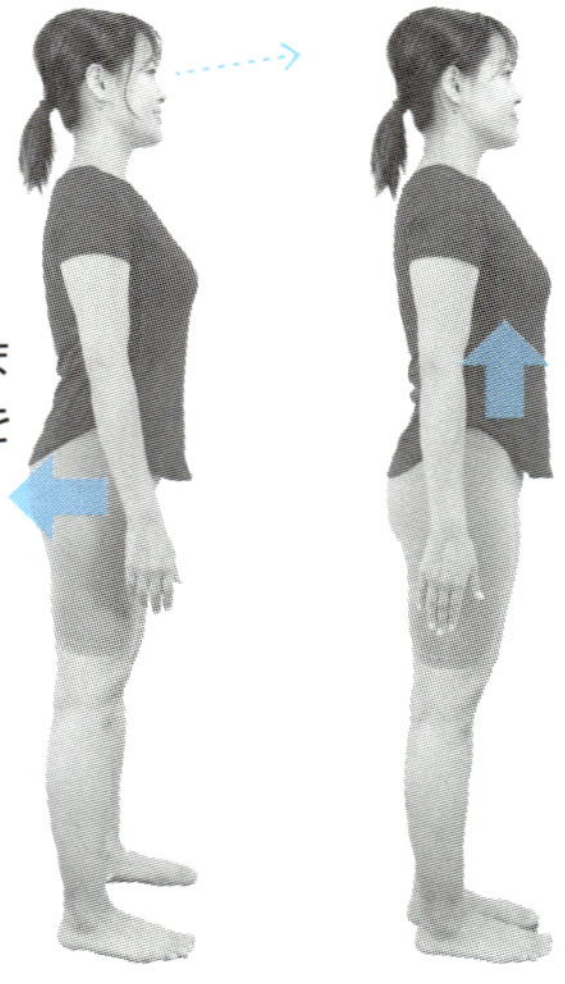

みぞおちを軽く上げる
ようにして最小限の力
で立つ

お尻が
前に出る
反り腰・猫背

お尻が
うしろに引ける
反り腰・猫背

結果としてマイナス10歳の姿勢が手に入ります（図11右）。日常生活で思い出したときに実践してみてください。

この二つのケアによって、骨盤、腰、股関節の柔軟性が改善され、全身がととのいます。

●お尻が前に出る反り腰の場合

このタイプの反り腰は、お尻が前に出ることで腰（腰椎の4番と5番の骨）が過度に反り返るのが特徴です。骨盤が前後どちらに回転するかは人によりますが、共通して股関節とひざが伸びることで骨盤が前に移動します。

このタイプには、股関節を曲げながら腰を丸める運動が効果的です（図12）。

《お尻が前に出る反り腰をケアする》

①つま先と足を近づけた**長座体前屈**（**両足を伸ばして座り前屈する**）の姿勢から、さら

図12　お尻が前に出る反り腰のケア

長座体前屈ケア
10回
つま先と足を近づける
頭とひざを近づける
POINT!
ひざが浮かない

骨盤まわしケア
時計まわり５回／反時計まわり５回

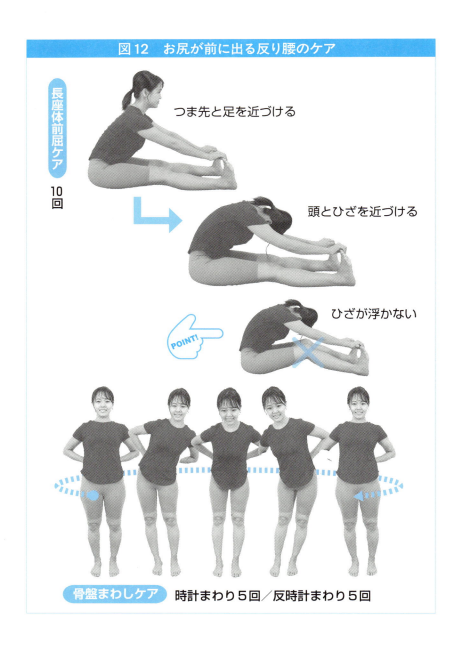

に頭とひざを近づける運動を10回行います。このとき、反動をつけずに、ゆっくりと痛みのない範囲で行います。また、ひざがベッドや床から浮かないように注意します（長座体前屈ケア）。

②次に、骨盤全体をまわす運動を行います（骨盤まわしケア）。

《ポイント》

＊背中とお尻の皮膚を下にずらしたまま行います（図10）。そうすることで、反り腰を抑制しながら、体を効果的に動かすことができます。

＊軽くお尻を引いて頭を起こし、遠くを見るように立つとニュートラルな姿勢になり、結果としてマイナス10歳の姿勢が手に入ります（図11左）。日常生活で思い出したときに実践してみてください。

この二つのケアによって、骨盤、腰、股関節の柔軟性が改善され、全身がととのいます。

ぽっこりお腹をケアする

●ぽっこりお腹は上半身の柔軟性が低下しがち

ぽっこりお腹の人は、お尻がうしろに引けた反り腰に近い姿勢になっていることが多く、お腹の重みで背中全体が平らになっています。この姿勢では、上半身の柔軟性が低下しがちです。これらを改善するケアを見ていきましょう。

《ぽっこりお腹をケアする》

①骨盤を丸めながら、**胸椎**《きょうつい》の柔軟性を高める**腹筋運動**（図13）を行います。

②仰向けになり、ひざを立て、お尻の尖端《せんたん》をもちあげたまま頭をひざに近づけます。フラットになった胸椎を動かし、腰と骨盤の柔軟性を高めます。

図13　ぽっこりお腹のケア

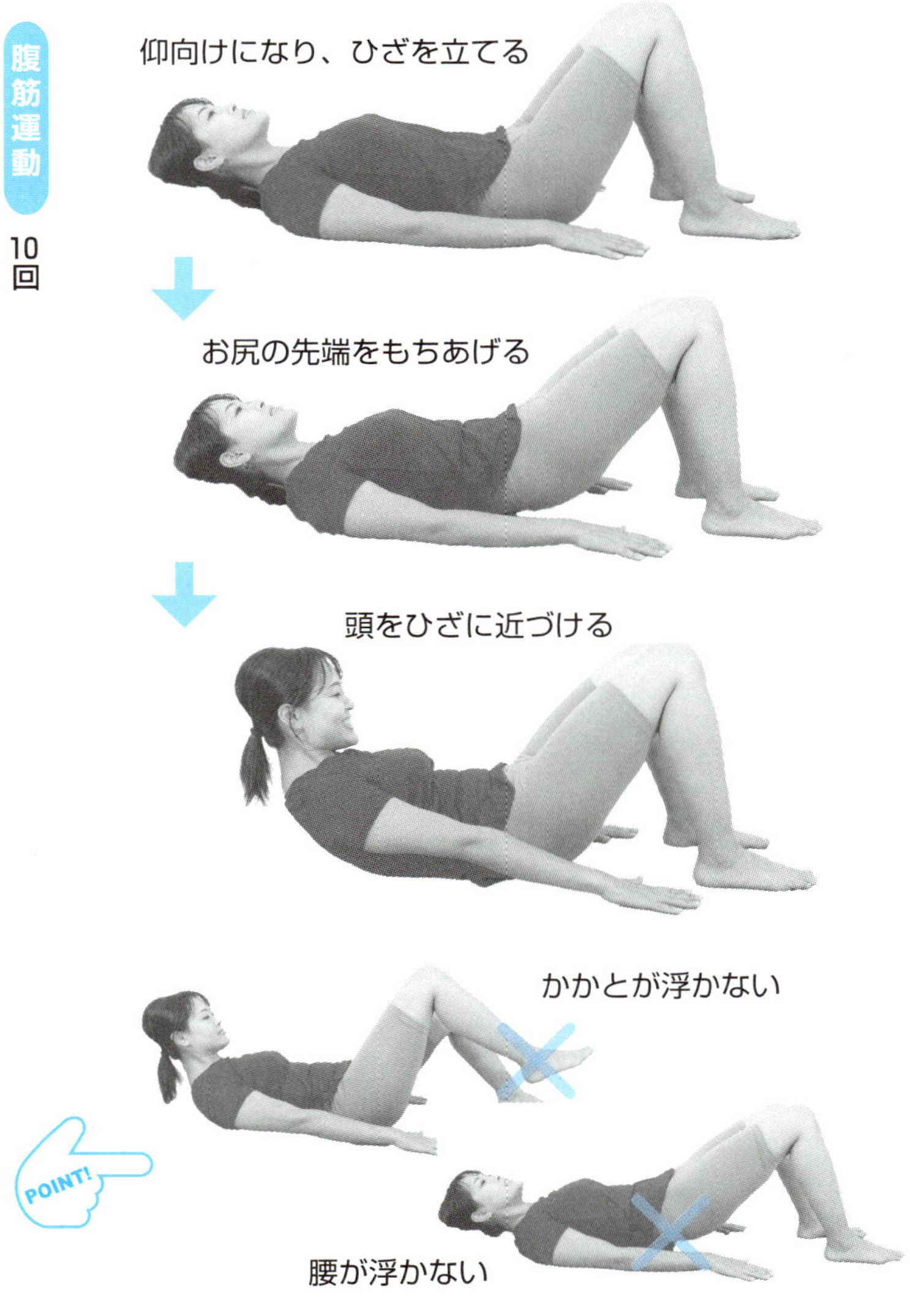
腹筋運動
10回
仰向けになり、ひざを立てる
お尻の先端をもちあげる
頭をひざに近づける
かかとが浮かない
POINT!
腰が浮かない

③けのび（プールの壁をけって水面に浮いたまま進むこと）をするように、片手で反対側の手首をもち、斜め前に大きく伸ばします（けのびケア、図14）。
④この動作を5回行ったら、反対側も同様に行います。

けのびケアをすることで、ぽっこりお腹によって生じた骨盤の回転とは逆に回転することができます。

《ポイント》
＊地面をしっかり踏む力を利用して体を伸ばします。とくに、胸椎を伸ばすことが大切です。
＊足が地面から浮かないようにし、お尻が引けないようにします。

この二つのケアで、骨盤、腰、股関節の柔軟性が改善されます。このあと、みぞおちを軽く上げるように立つとニュートラルな姿勢になります（32ページ図11右参照）。

図14　けのびケアのポイント

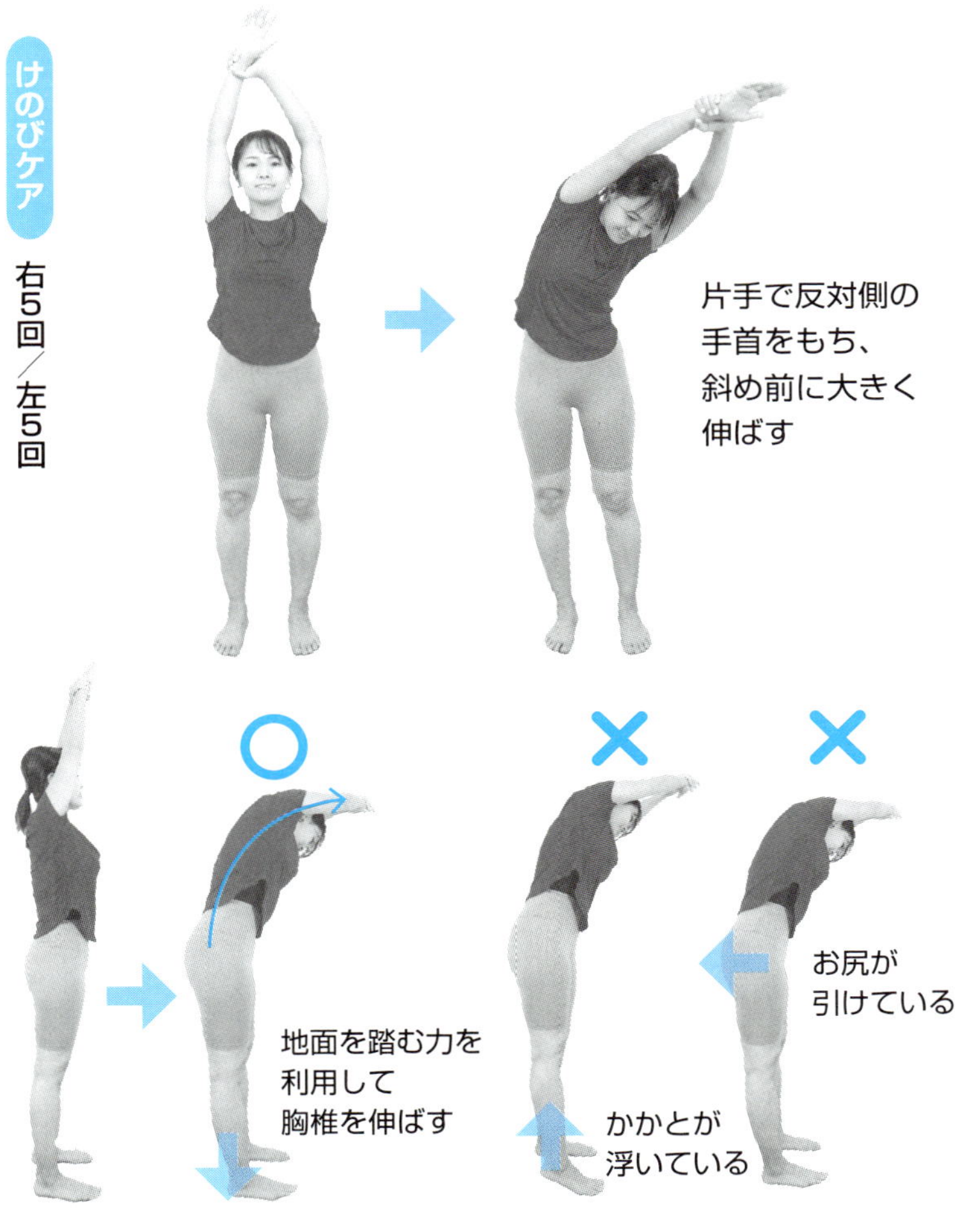

POINT!

地面をしっかりと踏む力を利用して体を伸ばす。
このため**足が地面から浮かない**、
お尻が引けないことが大切。

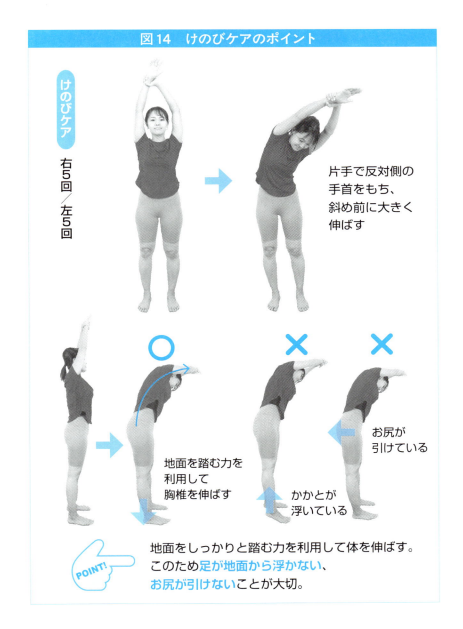

猫背をケアする

●骨盤、腰、股関節の柔軟性が向上する

猫背には、二つのタイプがあります（図15）。鏡を見ながら体をまっすぐ伸ばし、ふだんの姿勢にもどったとき、お尻がうしろに引けるか、前に出るかを確認します。

●お尻がうしろに引ける猫背の場合

お尻が頭よりうしろにあり、ひざが曲がっているため、骨盤がうしろに移動しながら回転しています。背中全体を反らし、股関節を伸ばすケアが効果的です（図16）。

《お尻がうしろに引ける猫背をケアする》

図15　猫背の二つのタイプ

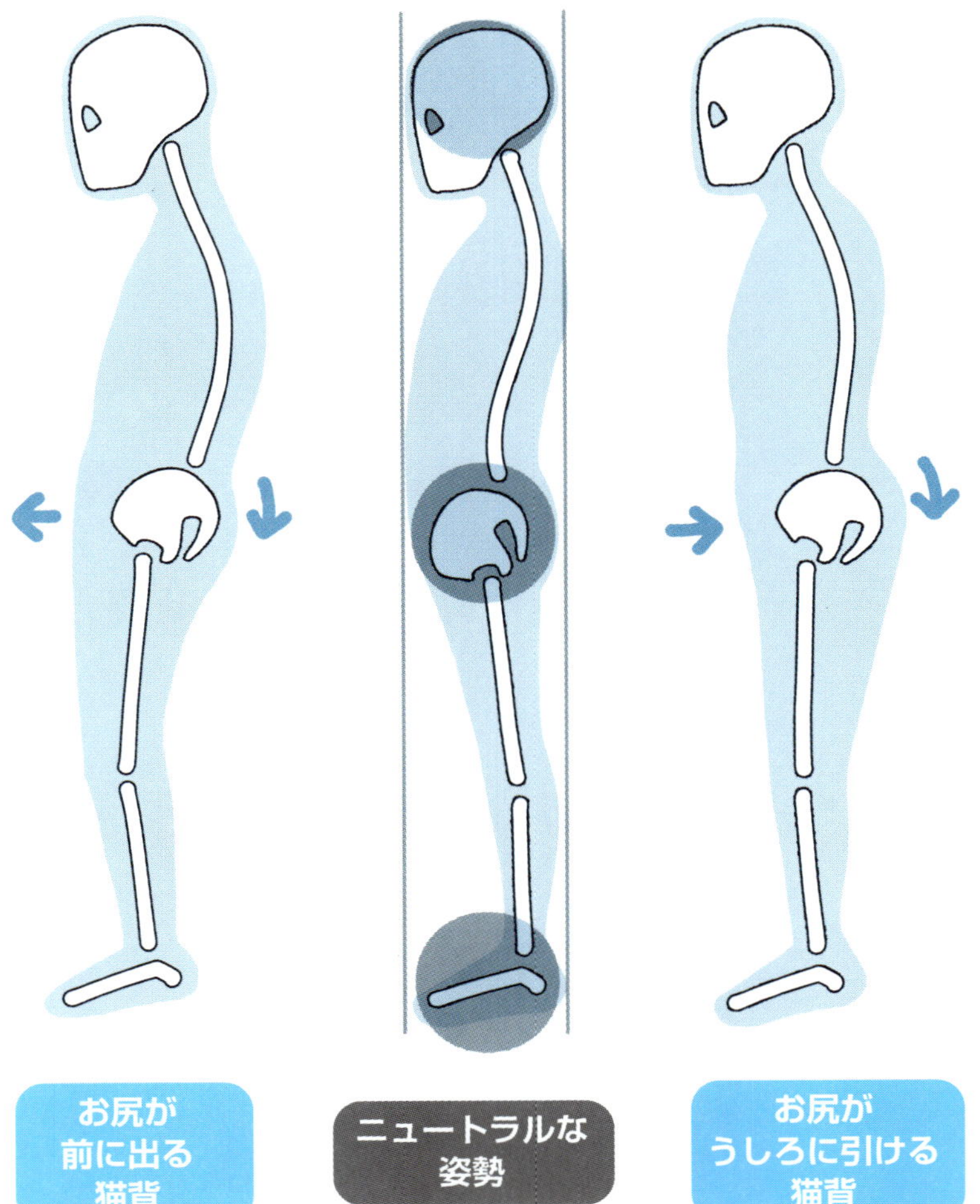

図16　お尻がうしろに引ける猫背のケア

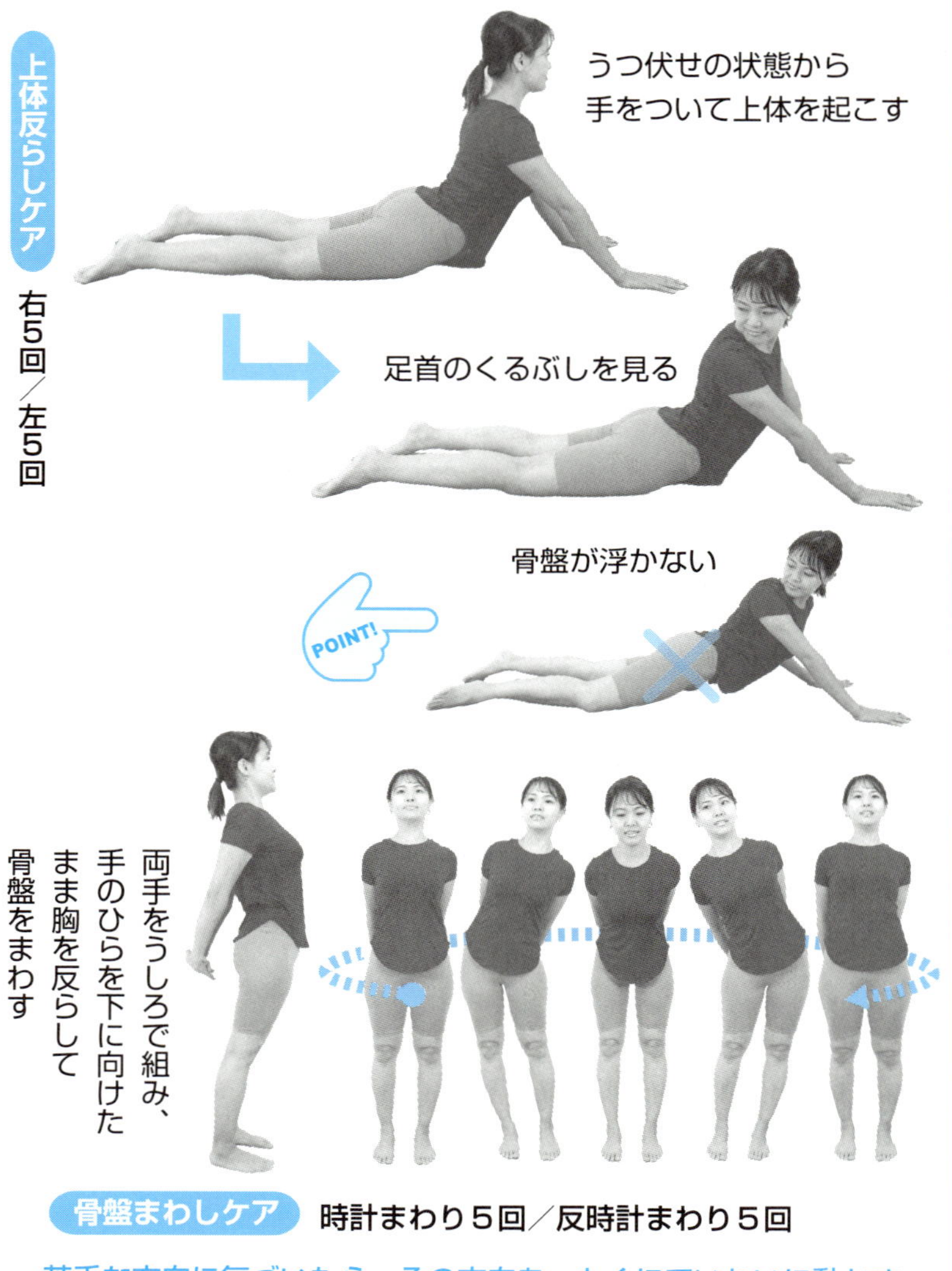
上体反らしケア
右5回／左5回
うつ伏せの状態から
手をついて上体を起こす
足首のくるぶしを見る
骨盤が浮かない
POINT!
両手をうしろで組み、
手のひらを下に向けた
まま胸を反らして
骨盤をまわす
骨盤まわしケア
時計まわり５回／反時計まわり５回

苦手な方向に気づいたら、その方向を、とくにていねいに動かす

①うつ伏せの状態から、手をついて上体を起こします（上体反らしケア）。
②くるぶしを交互に見るように、背中を左右5回ずつねじります。
③次に、両手をうしろで組み、手のひらを下に向けたまま胸を反らします。その状態で、大きく円を描くように骨盤をまわします（骨盤まわしケア）。

《ポイント》
＊骨盤をまわす際は、時計まわりに5回、反時計まわりに5回行います。
＊大きくきれいな円を描くようにすると、苦手な方向に気づきやすくなります。

この二つのケアで、骨盤、腰、股関節の柔軟性が向上します。みぞおちを軽く上げるように立つと、ニュートラルな姿勢になります（32ページ図11右参照）。

●お尻が前に出る猫背の場合

お尻が頭よりも前にあり、股関節が伸びることで骨盤が前に移動しながらうしろに回転します。このタイプは、腰を丸めながら胸を伸ばすケアが効果的です（図17）。

《**お尻が前に出る猫背のケア**》

①四つ這《ば》いの姿勢から、右手を左手の斜め外側にクロスさせて置き、お尻とかかとを近づけながら胸を伸ばします（**四つ這い伸ばしケア**）。

②十分に伸ばしたら手を変えて反対側も同様に行い、交互に5回ずつ行います。

③次に、座ったままお尻を軽く浮かせ、立ち上がる途中の姿勢をキープします（**お尻浮かしケア**）。これで骨盤が前に回転し、胸がしっかり伸びます。

《**ポイント**》

＊軽くお尻を引いて、頭を起こし遠くを見るように立つと、ニュートラルな姿勢になります（**32ページ図11左参照**）。

この二つのケアで骨盤、腰、股関節の柔軟性がよくなり、全身がととのいます。

図17　お尻が前に出る猫背のケア

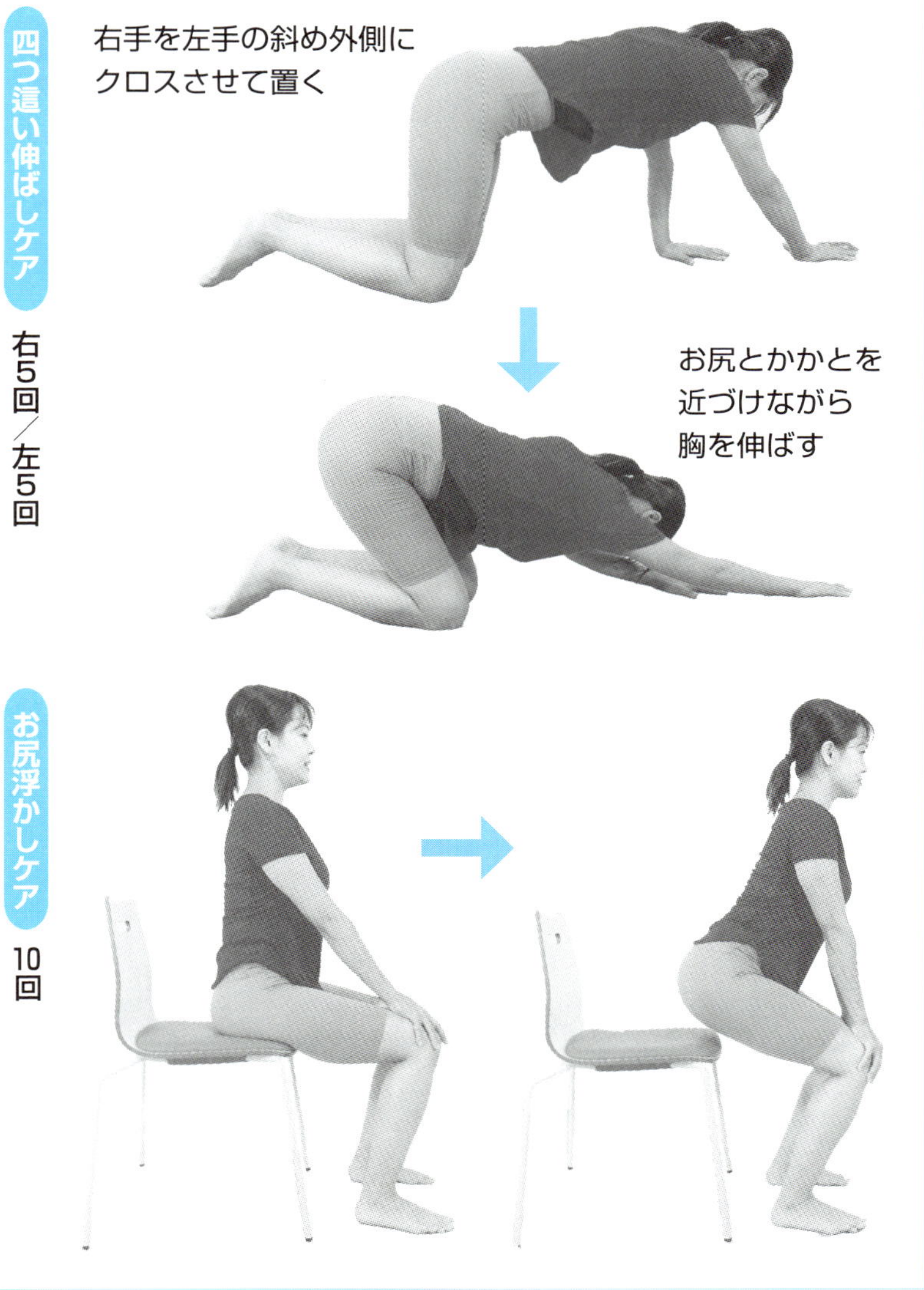
四つ這い伸ばしケア
右5回／左5回
右手を左手の斜め外側に
クロスさせて置く
お尻とかかとを
近づけながら
胸を伸ばす
お尻浮かしケア
10回

O脚をケアする

●ひざのお皿の向きを確認する

O脚には、ひざのお皿（膝蓋骨《しつがいこつ》）が内側に向いているタイプと、外側に向いているタイプがあります。まずは、自分のお皿の向きを確認しましょう。

自然に立ち、左右のお皿をつまみます。このとき、お皿がやや内側に向いていれば**内向きO脚**、外側に向いていれば**外向きO脚**と判断します（図18）。

●内向きO脚の場合

お皿が内向きのO脚では、骨盤が前に回転し、股関節が内側にねじれています（図18）。このタイプは若い女性に多く見られ、腰を丸めたり、股関節を外に開いたりす

図18　内向きO脚と外向きO脚

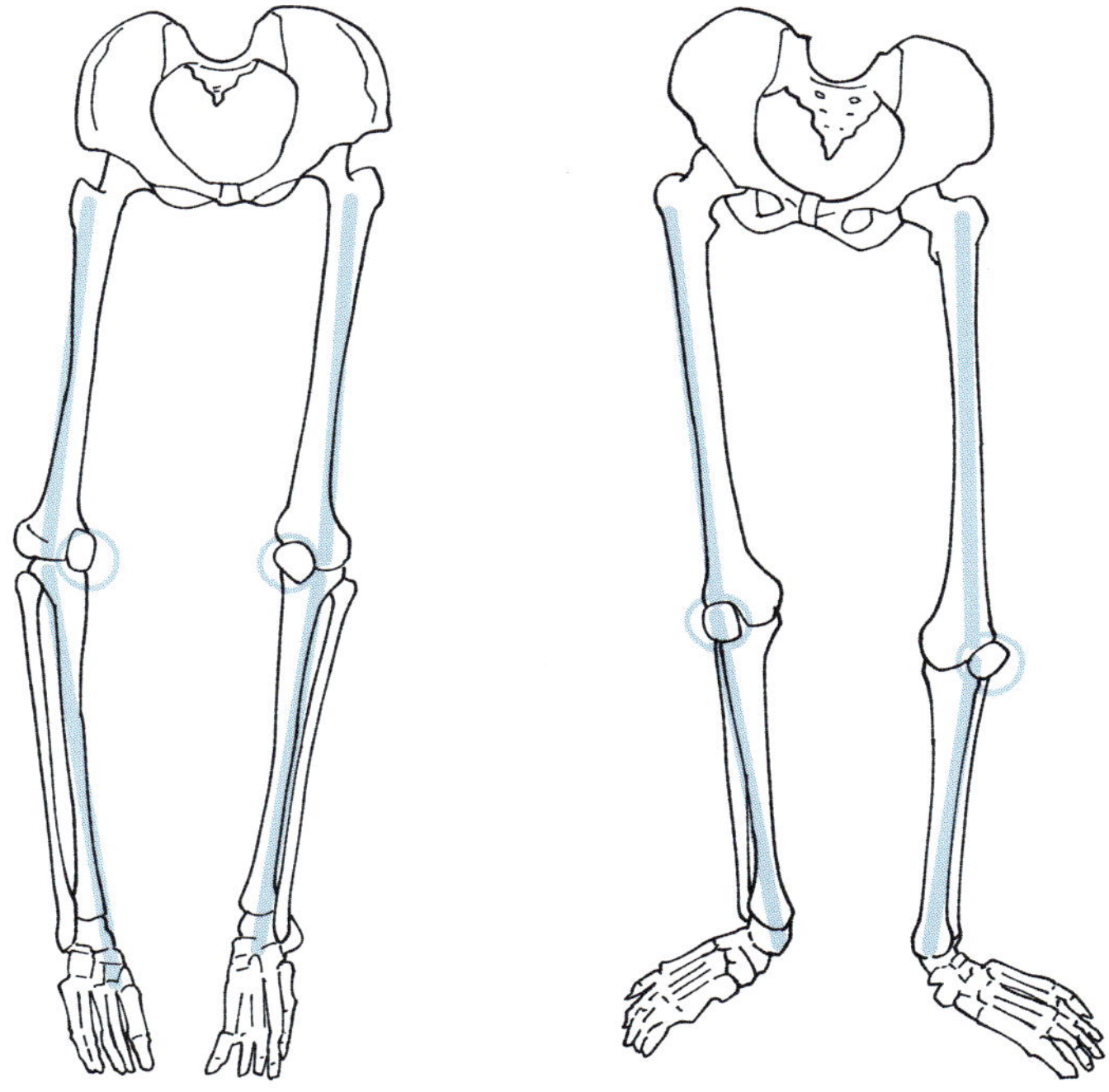

お皿内向きO脚　　お皿外向きO脚

POINT!

自然に立って、左右のお皿をつまみ、
お皿がやや内側に向いていれば**内向きO脚**、
外側に向いていれば**外向きO脚**

る動きが苦手です。あぐらをかいた状態で骨盤をまわす運動が効果的です。

《内向きO脚をケアする》

①骨盤を時計まわりに5回、反時計まわりに5回ずつ動かします（骨盤まわしケア）。

②次に、ひざを軽く曲げてお皿を外に向け、ひざ裏の内側どうしをくっつけるように、ひざを伸ばしながら立ちます（股関節補正立ち）。

《ポイント》

＊大きくきれいな円を描くように心がけると、苦手な方向があることに気づきます。その方向を、とくにきれいに動かすように意識することが大切です。

＊みぞおちを軽く上げるように立つと、ニュートラルな姿勢になります。

●外向きO脚の場合

お皿が外向きのO脚では、骨盤がうしろに回転し、股関節が外側にねじれていま

図19　内向きO脚のケア

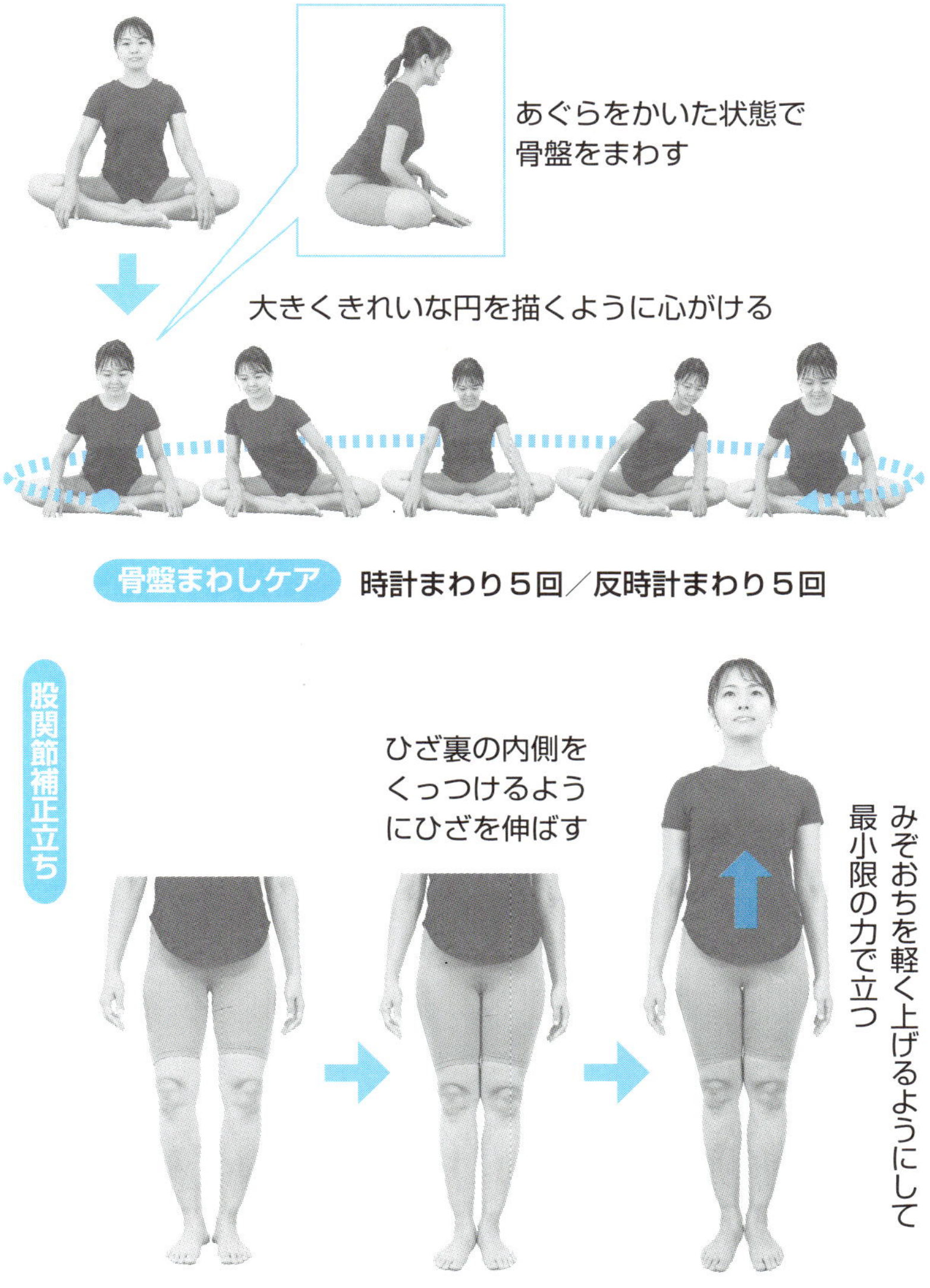

す（図18）。
このタイプは筋肉質の人やシニアに多く見られ、腰を反らせたり、股関節を内側に向けたりする動きが苦手です。

《外向きO脚をケアする》

①仰向けになり、ひざを立てて足を組み、股関節を内側にねじって倒します。
②大きく5回動かしたら足を組み直し、さらに5回行います（股関節内旋ケア）。
③次に、ひざを軽く曲げてお皿を外に向け、ひざ裏の内側どうしをくっつけるように、ひざを内側にねじるように伸ばしながら立ちます（股関節補正立ち）。

《ポイント》

＊②で左右差がないか確認します。骨盤と腰をしっかり伸ばします。
＊みぞおちを軽く上げるように立つと、ニュートラルな姿勢になります。

図20 外向きO脚のケア

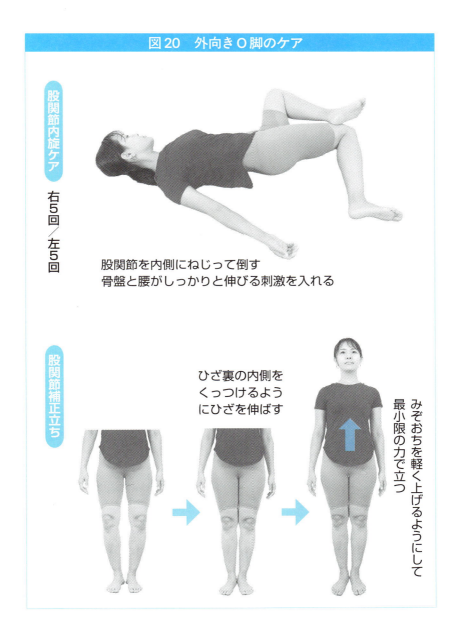

股関節内旋ケア

右5回/左5回

股関節を内側にねじって倒す
骨盤と腰がしっかりと伸びる刺激を入れる

股関節補正立ち

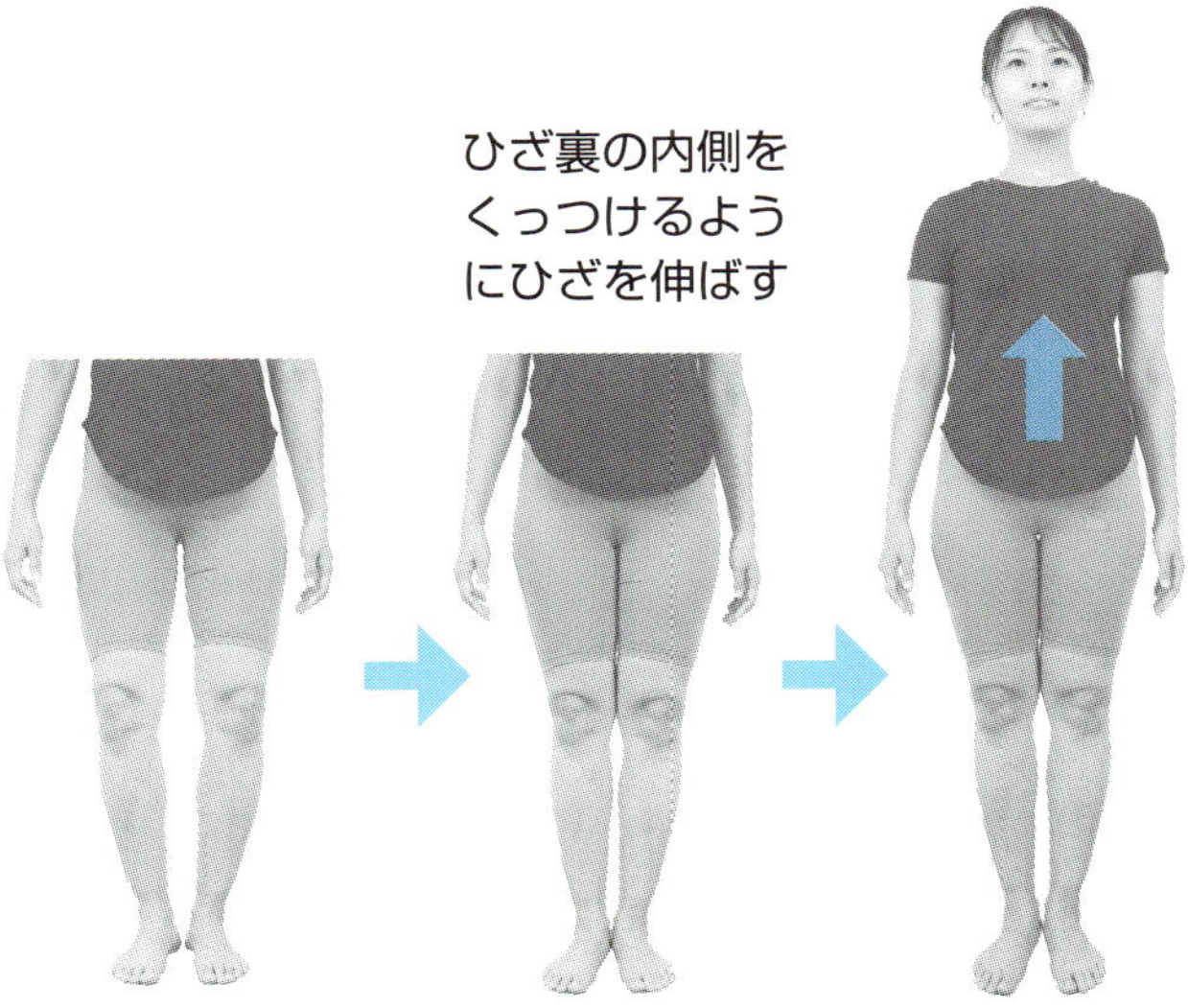

みぞおちを軽く上げるようにして
最小限の力で立つ

くびれラインのくずれをケアする

●片足立ちをして骨盤の動きを確認する

●左右のくびれラインが異なる場合

左右のくびれラインが異なる場合（図21）、骨盤の片方が上がり、もう片方は下がっている可能性があります。まずは、くびれラインを確認しましょう。

《くびれラインのくずれをケアする》

①鏡でウエストラインをチェックし、片足立ちをして骨盤の動きを確認します。

②片方のお尻が外にぶれたり、頭の位置が上下にぶれたりすれば、骨盤の柔軟性

図21 くびれラインのくずれ

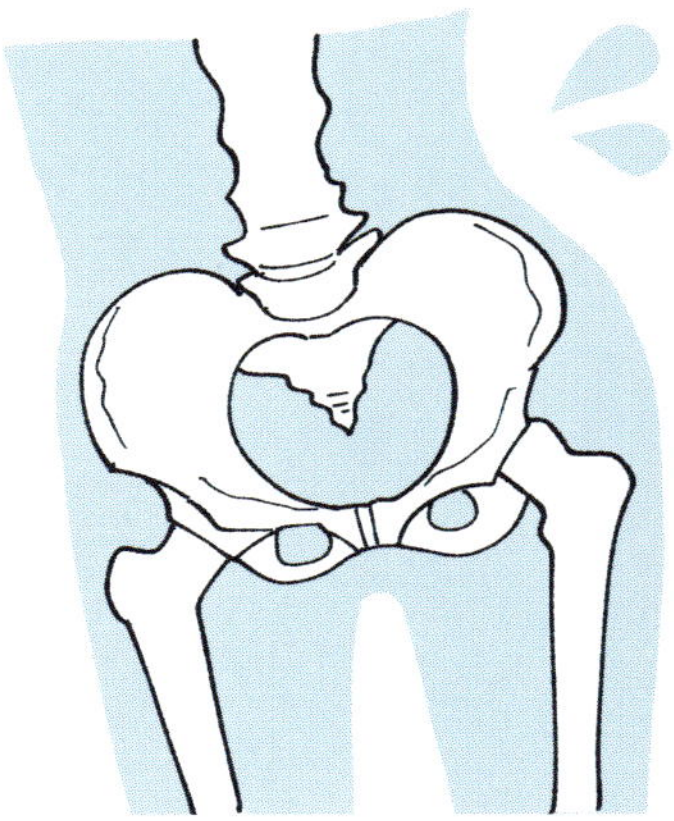

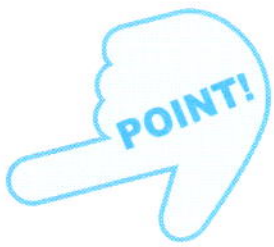

左右のくびれラインが異なる場合、骨盤の片方が上がり、もう片方が下がっている可能性がある

図22 片足立ちチェック

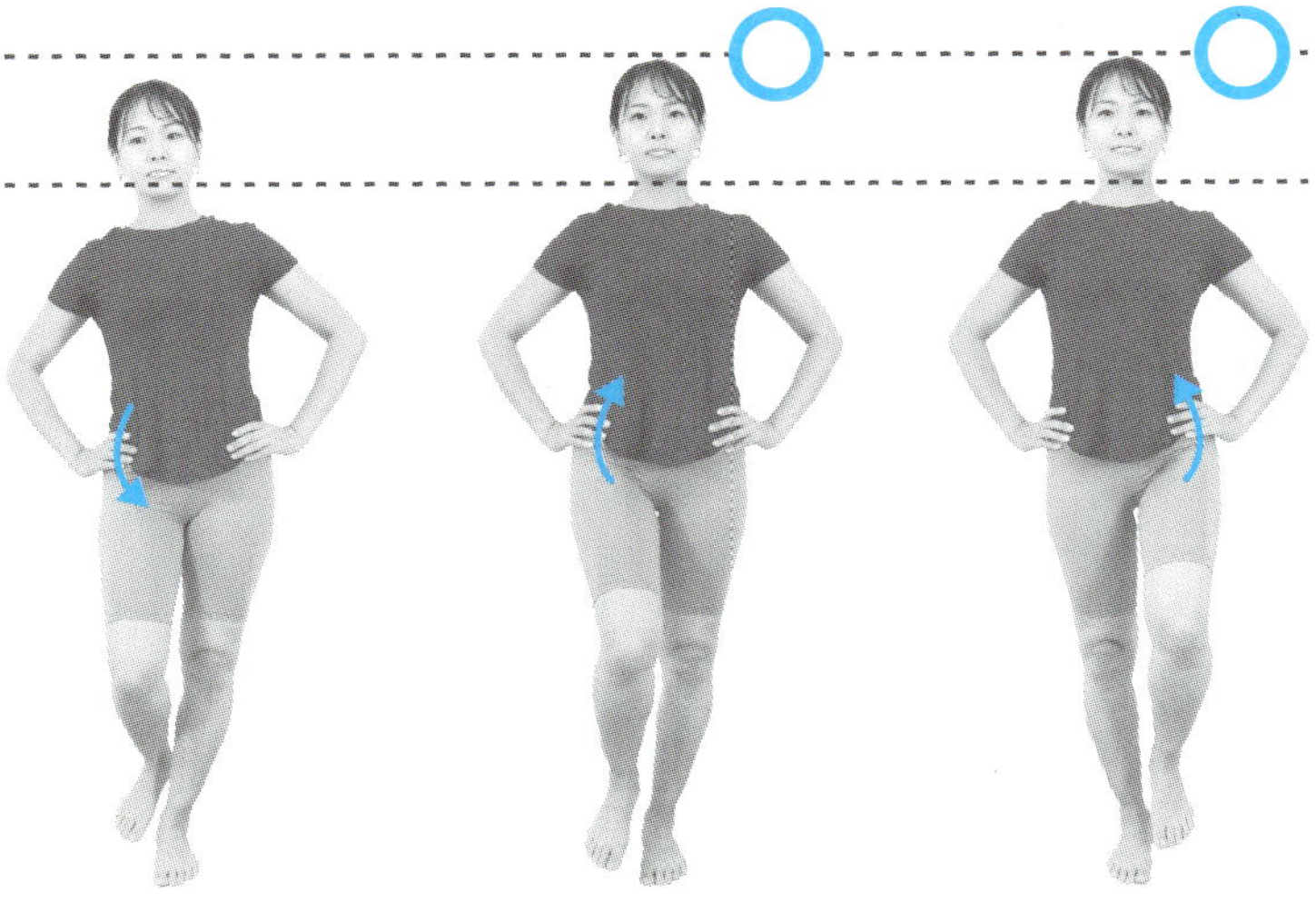

が低下し、くびれのラインがくずれている（図22）。

この場合、次の二つのケアを行うと効果的です。

◉骨盤を下げて、体重を地面に押しつける（足踏みケア）

◉左右同じ程度に骨盤をねじる（上体ねじりケア）。

《上体ねじりケアとニュートラルに立つときのポイント》

＊頭と骨盤は動かさずに、肩の位置が同じくらいになるようにねじります。

＊左右均等に体重を乗せて、骨盤を片方ずつ小刻みに揺らします（図23-2）。

＊動きが均等になる位置を見つけたら、その位置で脱力するとニュートラルな姿勢になります（図23-2）。

これらのケアを、ぜひ日常生活で実践してみてください。

図23-1　くびれラインのくずれをケアする

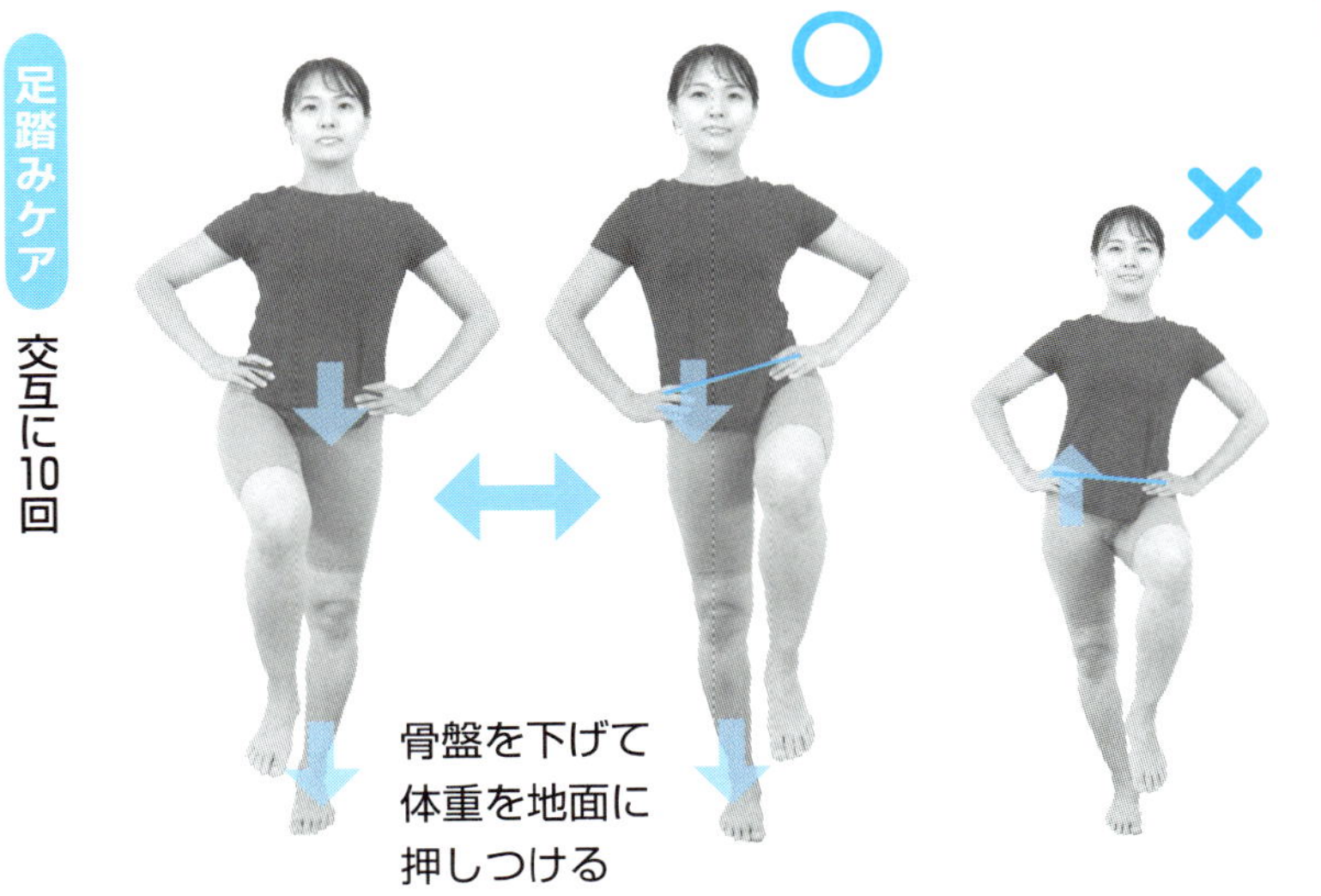

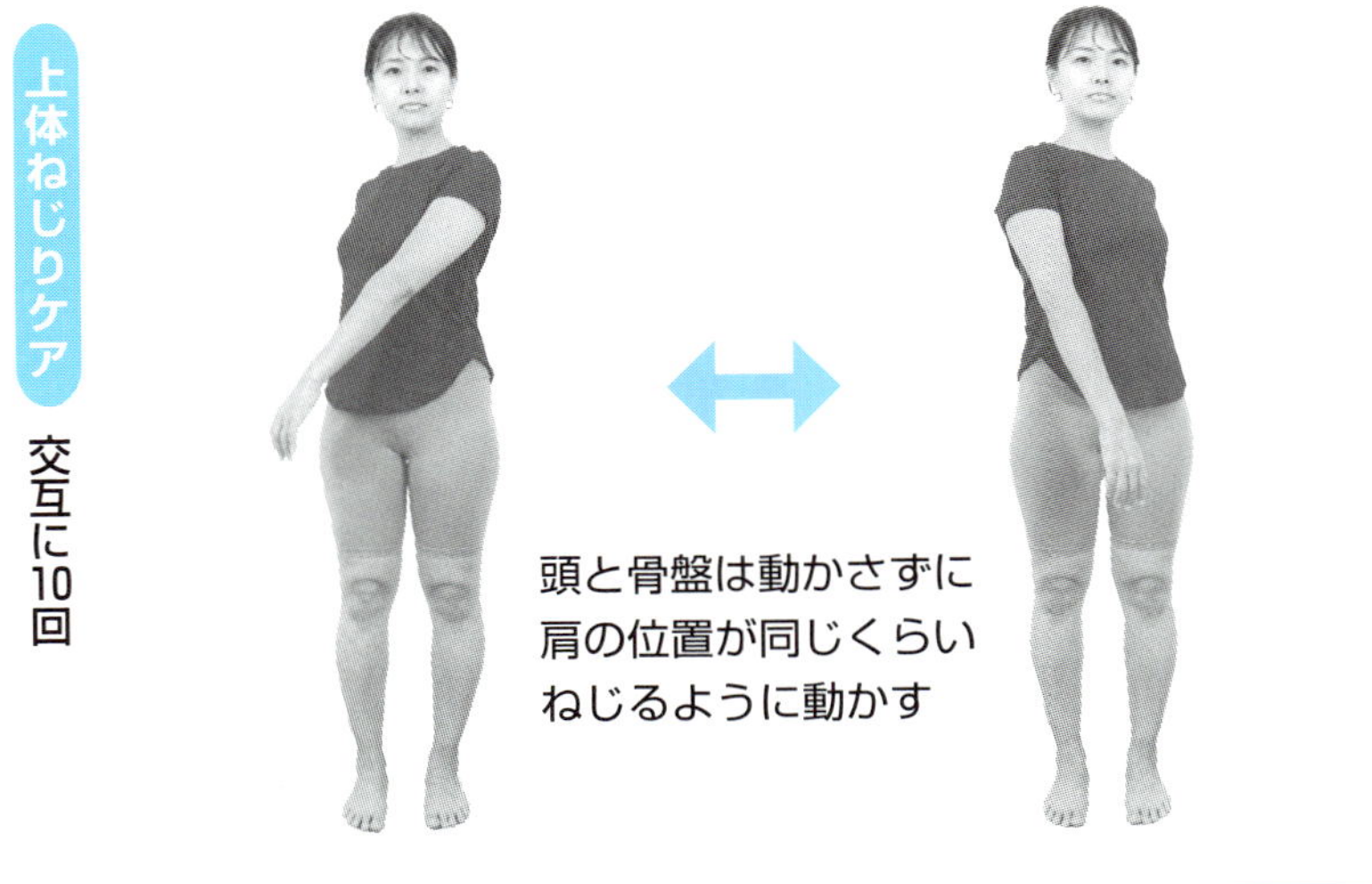

図23-2　ニュートラルに立つ

POINT!
左右交互に体重を乗せて、
骨盤を小刻みに揺らし
動きが均等になる位置を
見つけたら立つ
ニュートラル立ちに

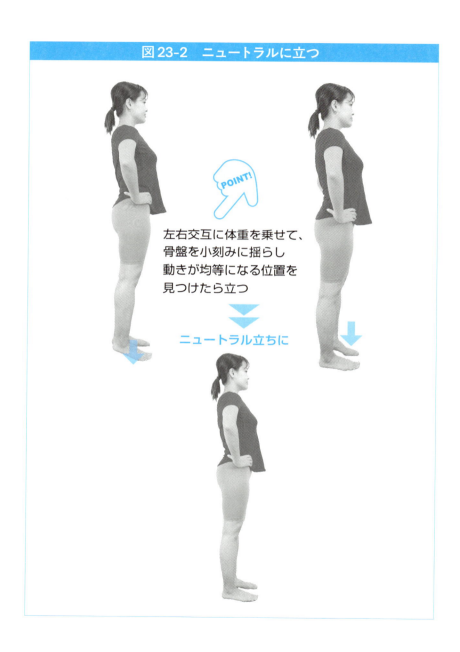

2章

骨盤から体をととのえる

股関節や胸郭が体をねじる主体

●腰と股関節が体全体をととのえる

骨盤の歪みとは、実際には骨盤が回転している状態を指します。ただ、**骨盤は単独で回転するのではなく、腰や股関節の筋肉の働きによって動きます**。そのため、**腰や股関節を柔軟に動かして骨盤を回転すれば、結果的に体全体をととのえることにつながります**。

骨盤は、腰を丸める筋肉が働くとうしろに回転し、反らす筋肉が働くと前に回転します。さらに、腰には左右に倒すという、合わせて三つの動きがあり、それにともなって骨盤は**図24－1**のように回転します。

腰は構造上、ねじれの動きが少なく、骨盤のねじり動作は**股関節（骨盤）と胸郭《きょうかく》（胸**

図24-1 股関節や胸郭が骨盤のねじれを生み出している

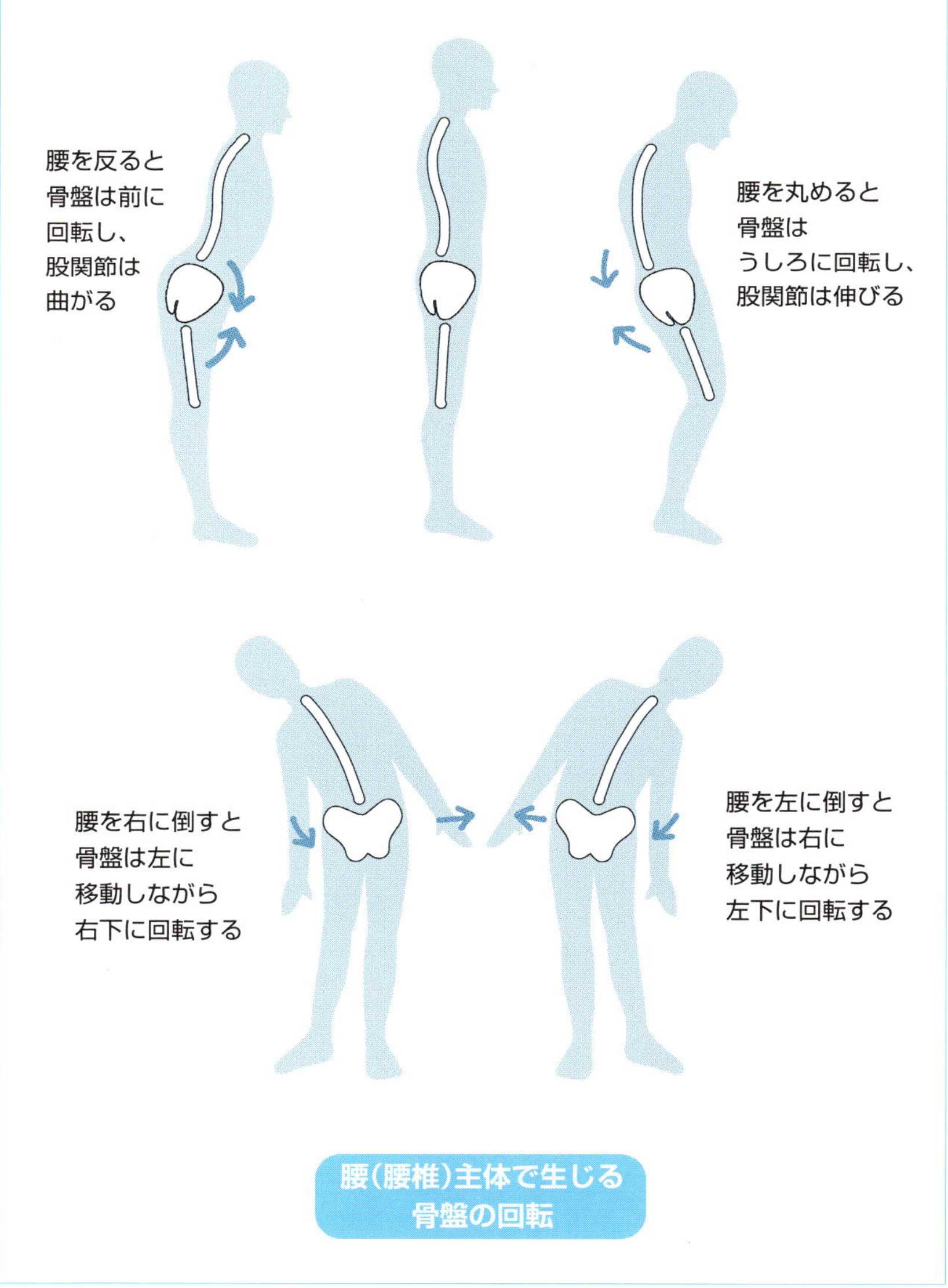
腰を反ると
骨盤は前に
回転し、
股関節は
曲がる
腰を丸めると
骨盤は
うしろに回転し、
股関節は伸びる
腰を右に倒すと
骨盤は左に
移動しながら
右下に回転する
腰を左に倒すと
骨盤は右に
移動しながら
左下に回転する
腰(腰椎)主体で生じる
骨盤の回転

椎、肋骨《ろっこつ》、胸骨で構成される骨格）が担っています。つまり、体をねじる柔軟性は腰ではなく、股関節やその上にある胸郭が生み出しているのです。

一方、股関節は球関節《きゅうかんせつ》と呼ばれ、さまざまな方向に動きます。立った状態で股関節と骨盤のつながりを見てみると、骨盤が前後や左右に動く際には、腰と股関節が中心となって動いています（図24-2）。

股関節が伸びると骨盤は前に、曲がるとうしろに移動します。また、右の股関節が閉じて左が開くと、骨盤は右に回転します。反対に、右の股関節が開いて左が閉じると、骨盤は左に回転します。

骨盤の回転は、10ページ（図2）に示した3方向の回転によって生じます。そして、いま述べたように、骨盤は股関節を中心に前後左右に移動し、全身の姿勢に大きな影響を与えています。

腰や股関節の動きが悪くなると、全身のバランスに悪影響をおよぼす可能性があります。腰と股関節の柔軟性を保つことは、体全体をととのえ、マイナス10歳の姿勢を手に入れるための第一歩です。まずはこれらの動きを理解しましょう。

図24-2　股関節や胸郭が骨盤のねじれを生み出している

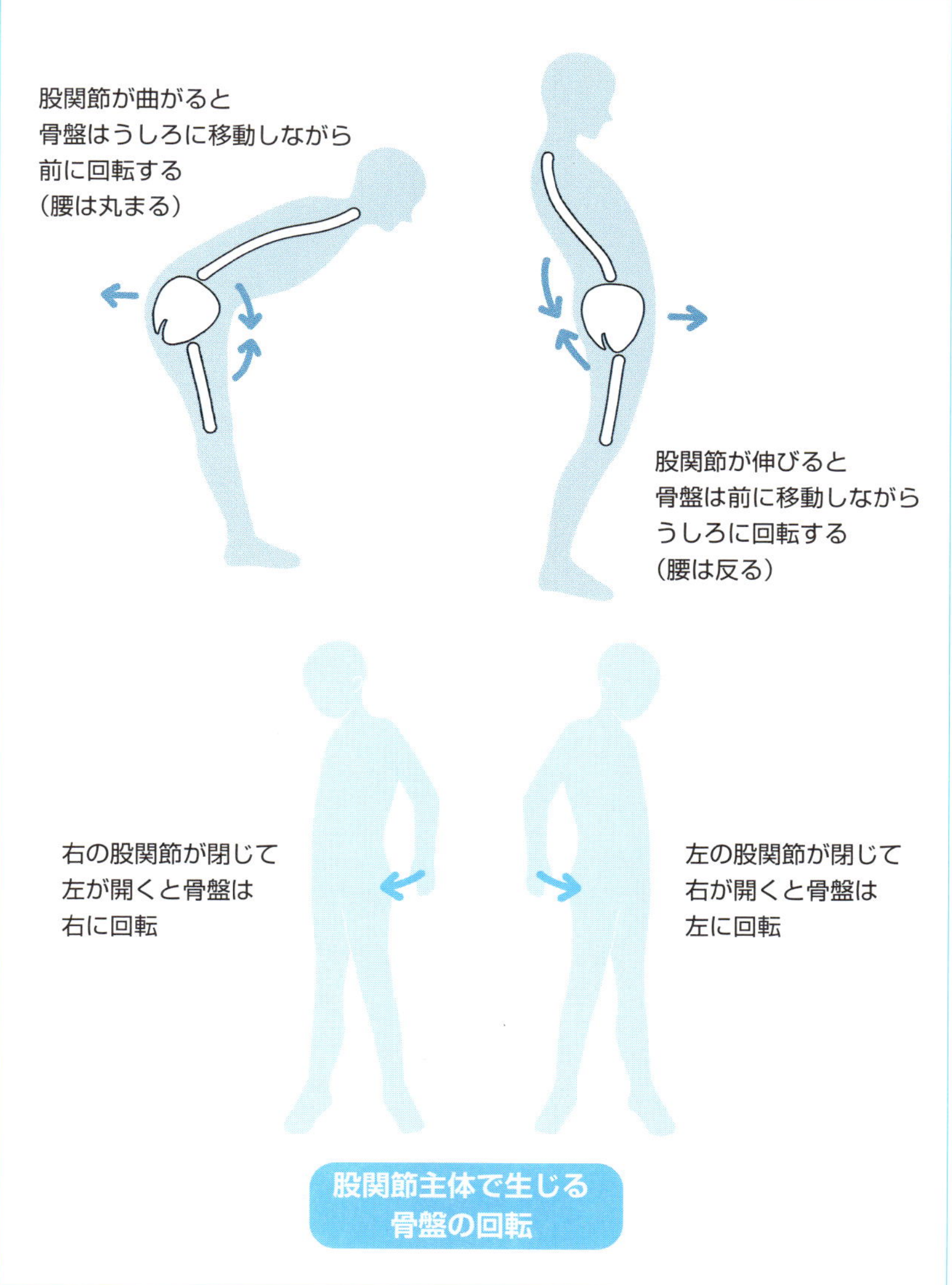
股関節が曲がると
骨盤はうしろに移動しながら
前に回転する
（腰は丸まる）
股関節が伸びると
骨盤は前に移動しながら
うしろに回転する
（腰は反る）
右の股関節が閉じて
左が開くと骨盤は
右に回転
左の股関節が閉じて
右が開くと骨盤は
左に回転
股関節主体で生じる
骨盤の回転

「ケンダルの姿勢分類」からわかること

●マイナス10歳の姿勢を手に入れる

姿勢を見るとき、多くの人が**「ケンダルの姿勢分類」**（図25）に行き着きます。これは立位姿勢を横から見て、次の四つのタイプに分類しています。

①スウェーバック（お尻を出した猫背）
②カイホロードシス（お尻を出した反り腰）
③ロードシス（お尻を引いた反り腰）
④フラットバック（背中が真っ平ら）

図25　ケンダルの姿勢分類

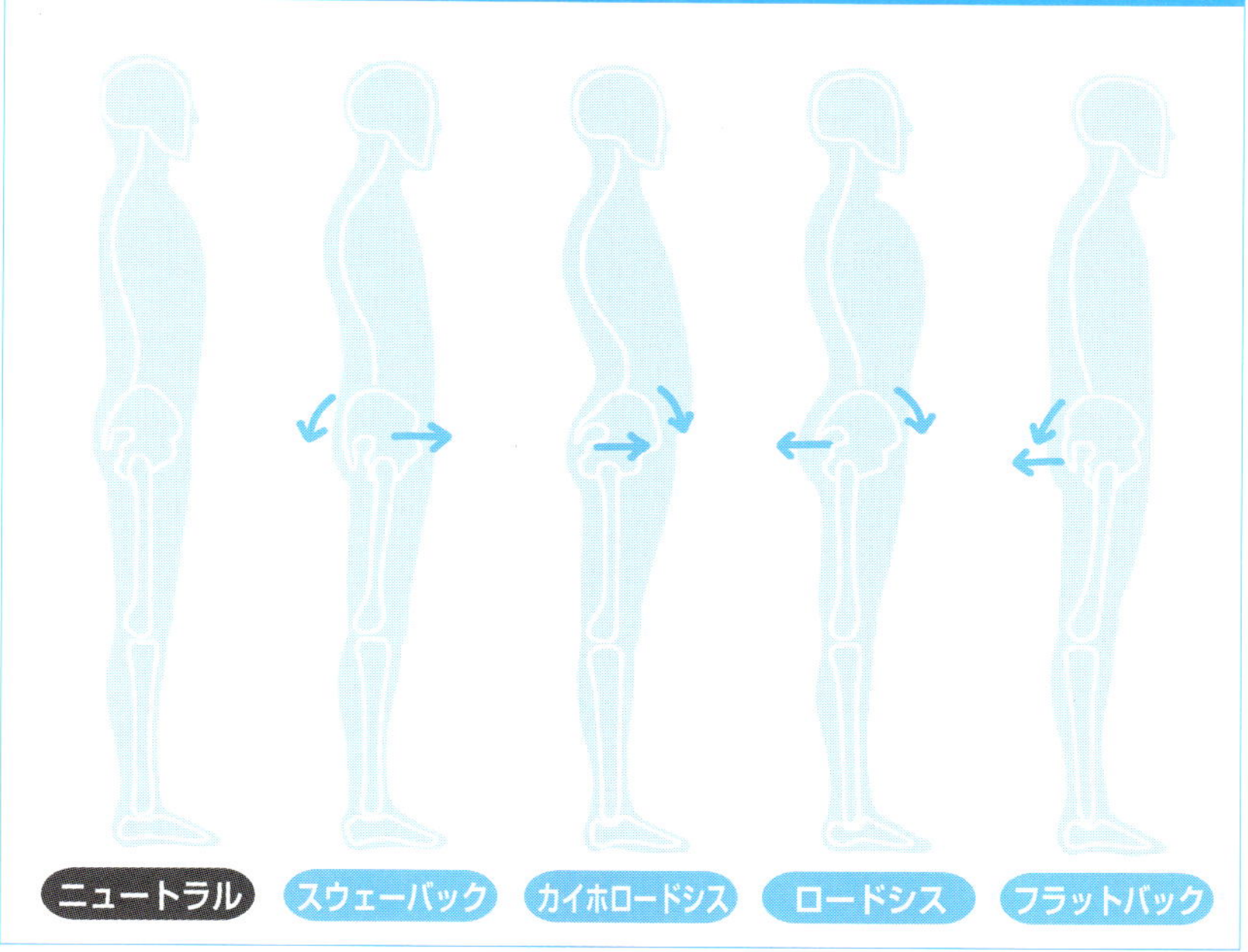

後述しますが、自分がどのタイプかを知って、「ニュートラル」と姿勢がどれだけ違うかをつかんでおきましょう。

そのために、次項では、ニュートラルな姿勢についてくわしく見ることにします。仕事のパフォーマンスを向上させたいときや、マイナス10歳の姿勢をつくる基準となります。

また、この分類によって骨盤の回転だけでなく、動きの特性もある程度、把握することができます。

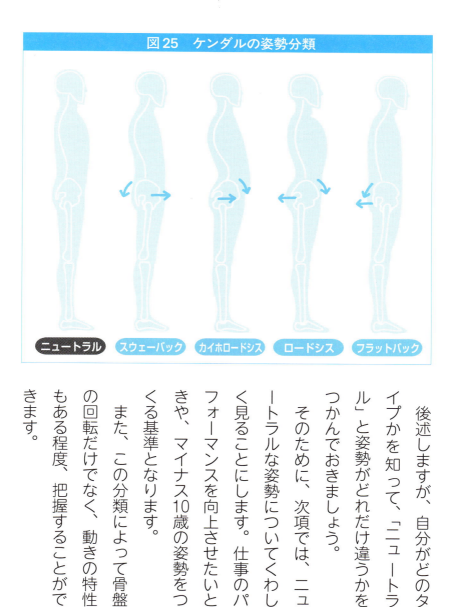

ニュートラルな姿勢がもたらすメリット

●呼吸が深くなり、視野が広がる

ニュートラルな姿勢とは、体が左右や前後に傾くことなく、頭、お尻、足が一直線にそろった状態をいいます。このときの背骨は美しいS字カーブを描くため、姿勢改善の土台が形成されます（図26）。

このS字カーブは、そのほかにも体にさまざまなメリットをもたらします。

●体のバランスを保つ
●柔軟性を高める
●体の衝撃を効率よく吸収する

図26　ニュートラルな姿勢で立つことのメリット

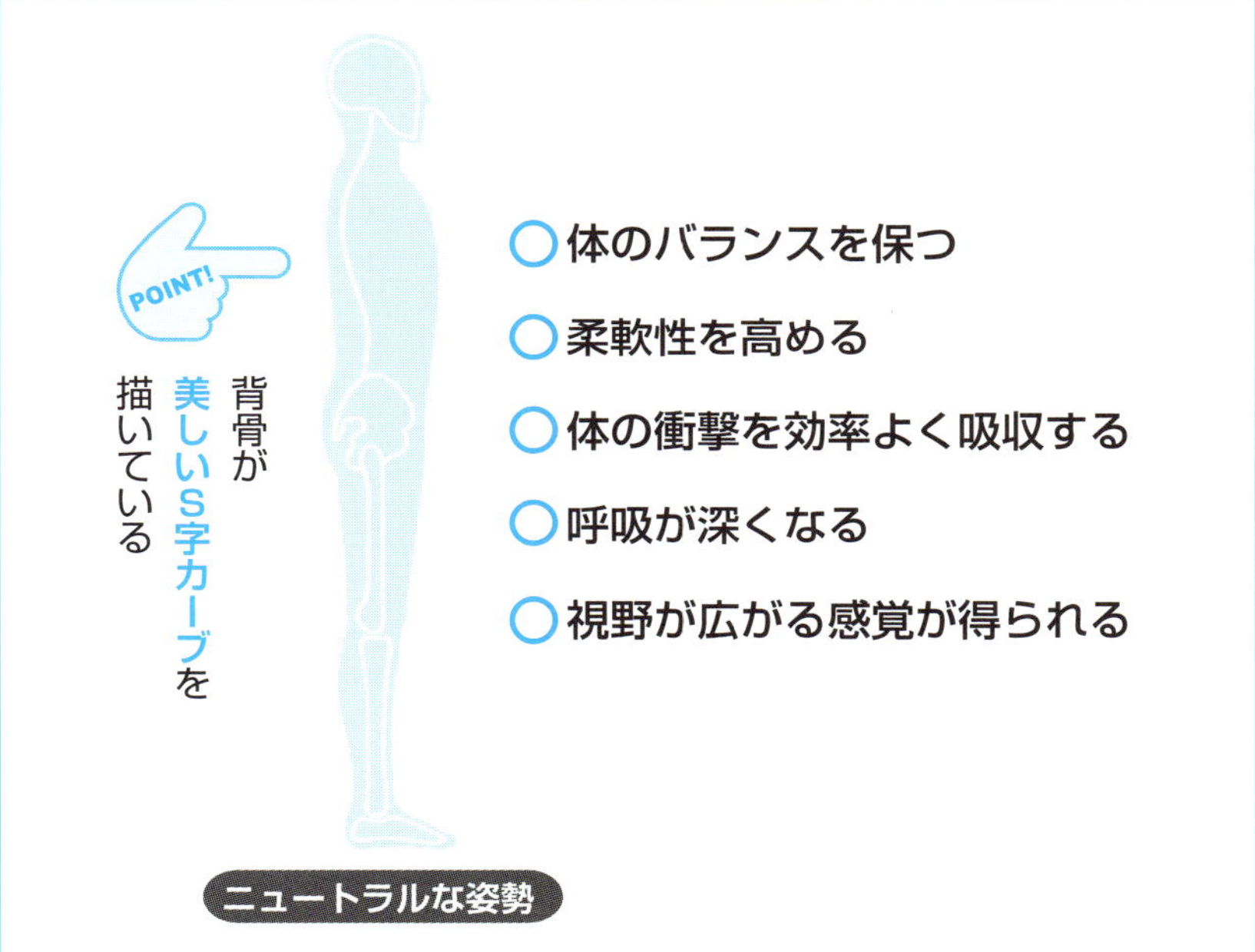

●呼吸が深くなる
●視野が広がる感覚が得られる

このような利点があるため、ニュートラルな姿勢に近づけることが大切なのです。

そして、大事なのは、ニュートラルな姿勢を楽に保つことです。無理しすぎると筋肉が緊張し、かえって体に負担をかけることになります。

最小限の力でニュートラルな姿勢の維持をめざしましょう。

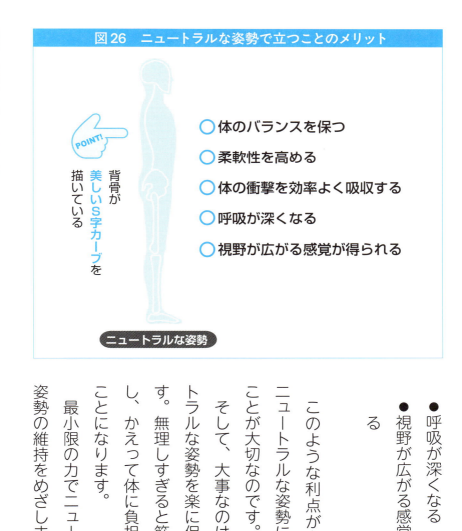

スウェーバックは猫背になりがち

●猫背に圧迫され、息切れしたり疲れやすくなったりする

日本人に多いとされる**スウェーバック**（図27）は、胸椎が丸くなって、体全体が反り返ったようになります。これは、**お尻が前に出る猫背と同じ姿勢**（43〜44ページ参照）です。

じつは、私自身もスウェーバックですが、猫背になると胸郭が丸くなります。胸郭の変形が進むと内臓への負担が大きくなるので、胸郭の柔軟性は維持したいものです。さらに、猫背になることで骨盤が前に移動し、腰の上部が丸くなる一方、下部は過度に反る特徴があります。

スウェーバックが進行すると腰部の脊柱管狭窄症《せきちゅうかんきょうさくしょう》の症状が現れたり、猫背が臓器

図27　スウェーバック姿勢と骨盤の回転

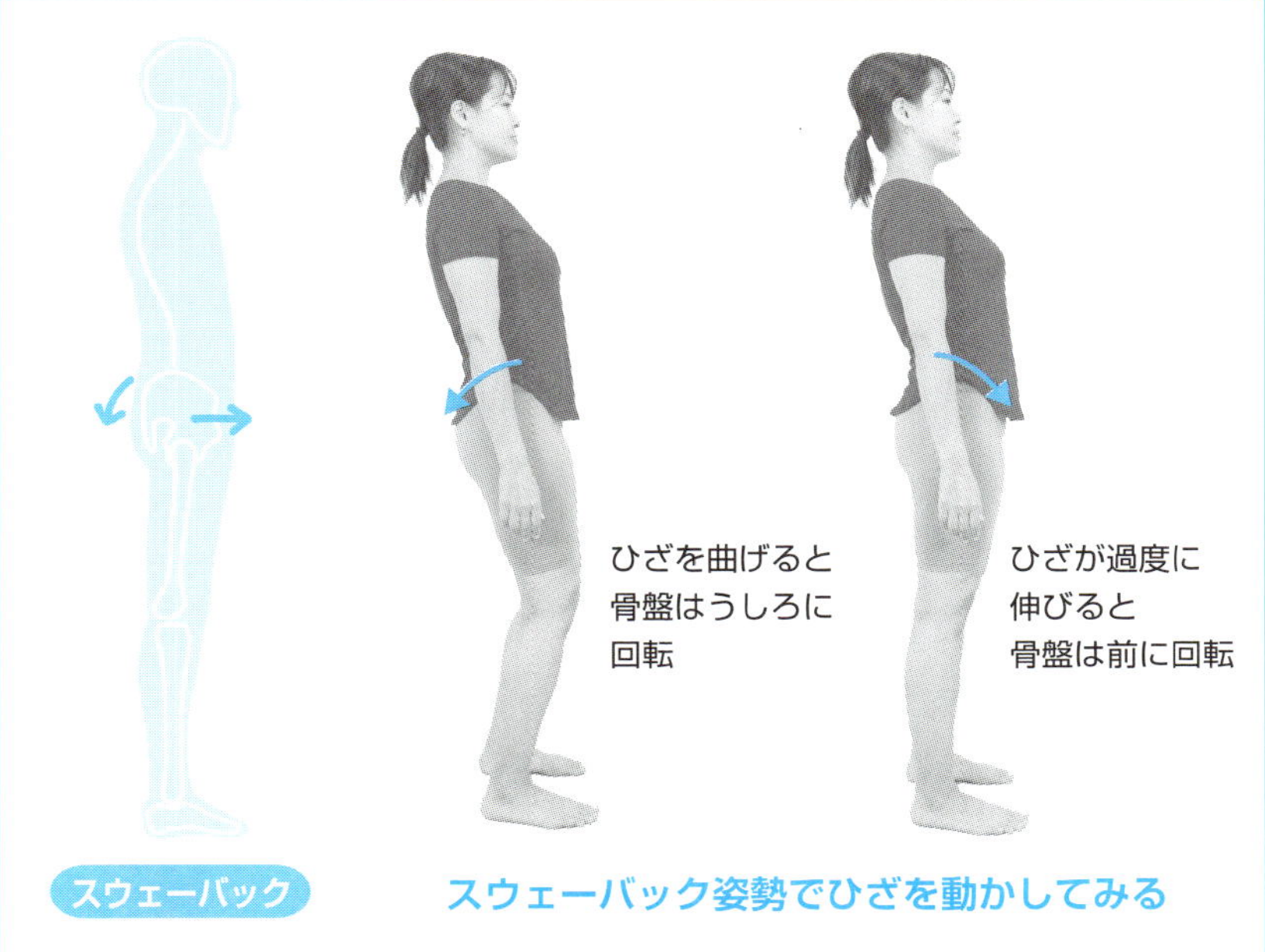
ひざを曲げると
骨盤はうしろに
回転
ひざが過度に
伸びると
骨盤は前に回転
スウェーバック
スウェーバック姿勢でひざを動かしてみる

を圧迫して息切れしたり疲れやすくなったりします。運動やストレッチ（45ページ参照）を行って、ニュートラルな姿勢に改善することが大切です。

スウェーバックでは、胸椎が後弯（側面から見て後方に曲がっている状態）して猫背になります。

このとき、骨盤はうしろに回転しやすくなります。実際に猫背の状態からひざを曲げると、骨盤がさらにうしろに回転し、ひざを伸ばすと骨盤が前に回転するのが体感できます。

カイホロードシスも猫背になりやすい

●肩こり、頭痛、腰痛などが起こりやすくなる

カイホロードシスとは、腰椎が極端に前方に湾曲している状態を指します。カイホロードシスになると、スウェーバックと同様に猫背になりやすく、腰全体が反り返るようになります（図28）。

このタイプは、背骨のS字カーブの湾曲が強いため、肩こり、頭痛などが起こりやすくなります。また、太ると腰痛が進行しやすいのが特徴です。

そのため、定期的なケアだけでなく、過度な反り腰を防ぐケアが大切です。33ページで取り上げた、「お尻が前に出る反り腰をケアする」やり方を行うといいでしょう。

図28　カイホロードシスの特徴

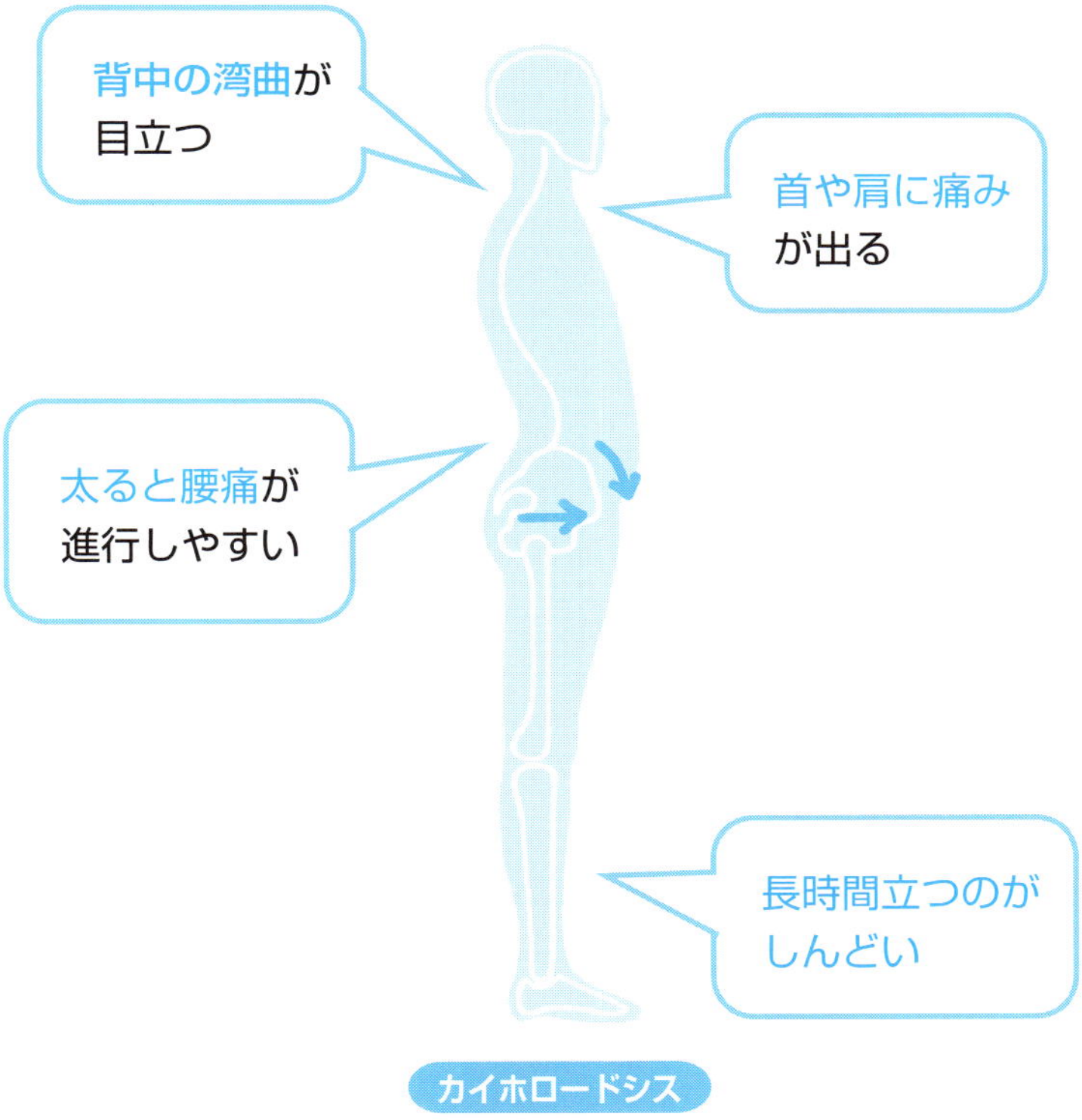

ロードシスには腰を丸めるケアが必要

●骨盤・股関節を動かす運動も効果的

ロードシスの人は、後述するフラットバックと同様、骨盤がうしろに引けてお尻を引いた反り腰になっています。

ロードシスの特徴は、腰が反っていることです。

また、寝た状態で腰に手を入れたとき、手首まで入るほど腰が反っている場合は、ロードシスになっている可能性があります（図29）。

この姿勢の人は、腰を丸めようとしても床につかず、肩やひざをかわりに動かしてしまいます。30ページの「お尻がうしろに引ける反り腰をケアする」やり方で説明した、抱え込みケアや骨盤まわしケアが効果的です。

図29 ロードシスの姿勢とその特徴

正常

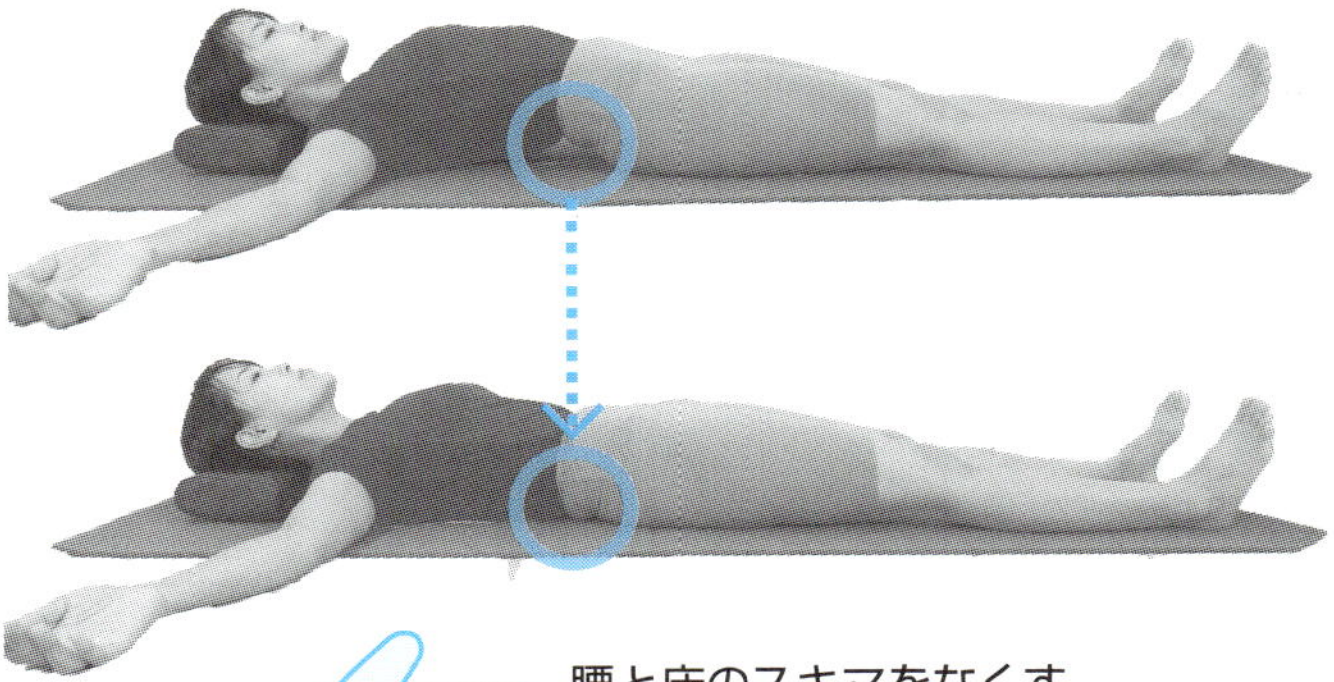

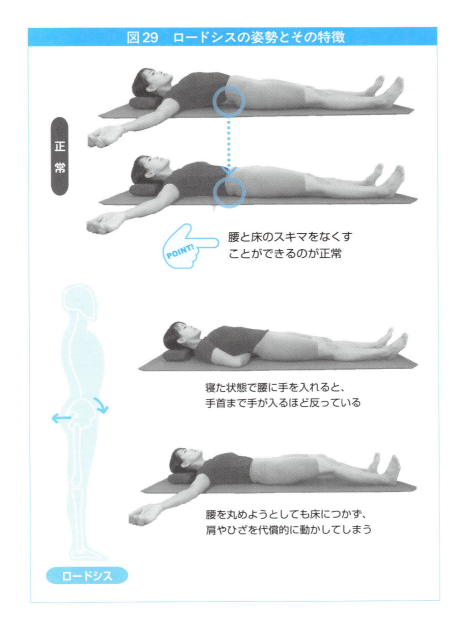

腰と床のスキマをなくすことができるのが正常

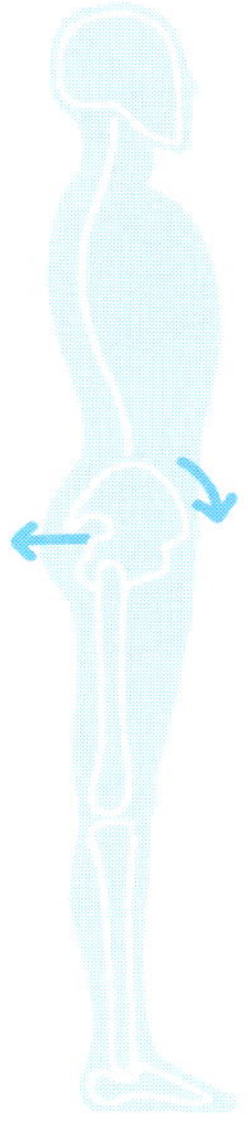

ロードシス

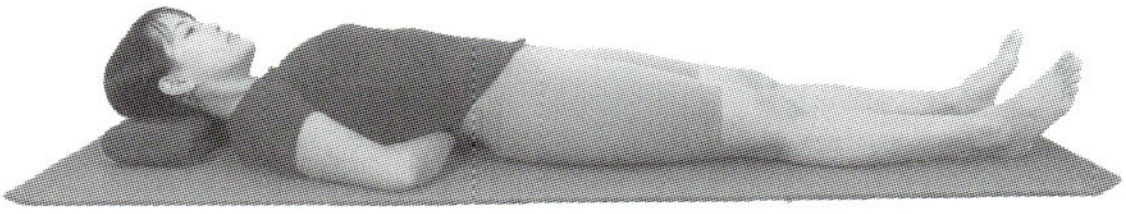

寝た状態で腰に手を入れると、手首まで手が入るほど反っている

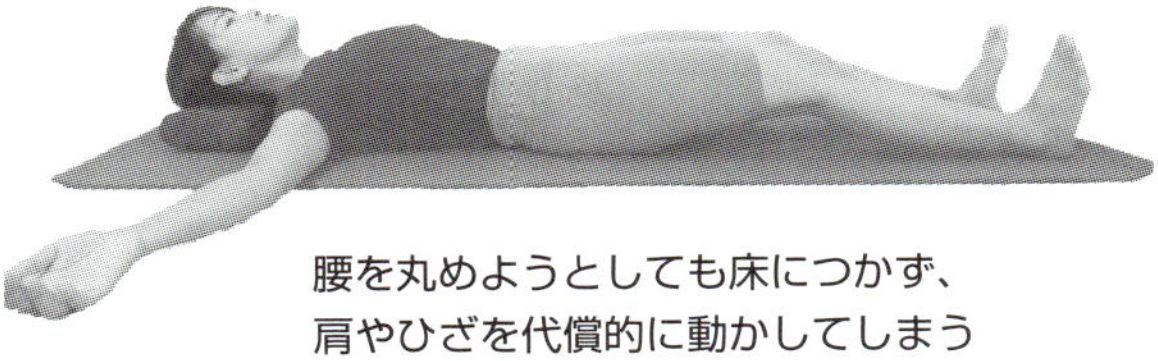

腰を丸めようとしても床につかず、肩やひざを代償的に動かしてしまう

フラットバックは腰の柔軟性がなくなる

●加齢にともなって腰全体が丸くなる

フラットバックの人は、背中をさわると真っ平らで、お尻が軽くうしろに突き出た出っ尻《ちり》になります（図30）。

背骨のS字カーブが失われ、柔軟性が低く、体が衝撃を吸収する能力が低下しています。背中を丸めにくいため、適切なケアが必要です。

また、加齢にともなって腰全体が丸くなる傾向があるので、腰の柔軟性を保つ運動が大切です。

フラットバックになっている人は、体をまっすぐに伸ばしてみて、ふだんの姿勢にもどしたとき、

図30　フラットバックの姿勢とその特徴

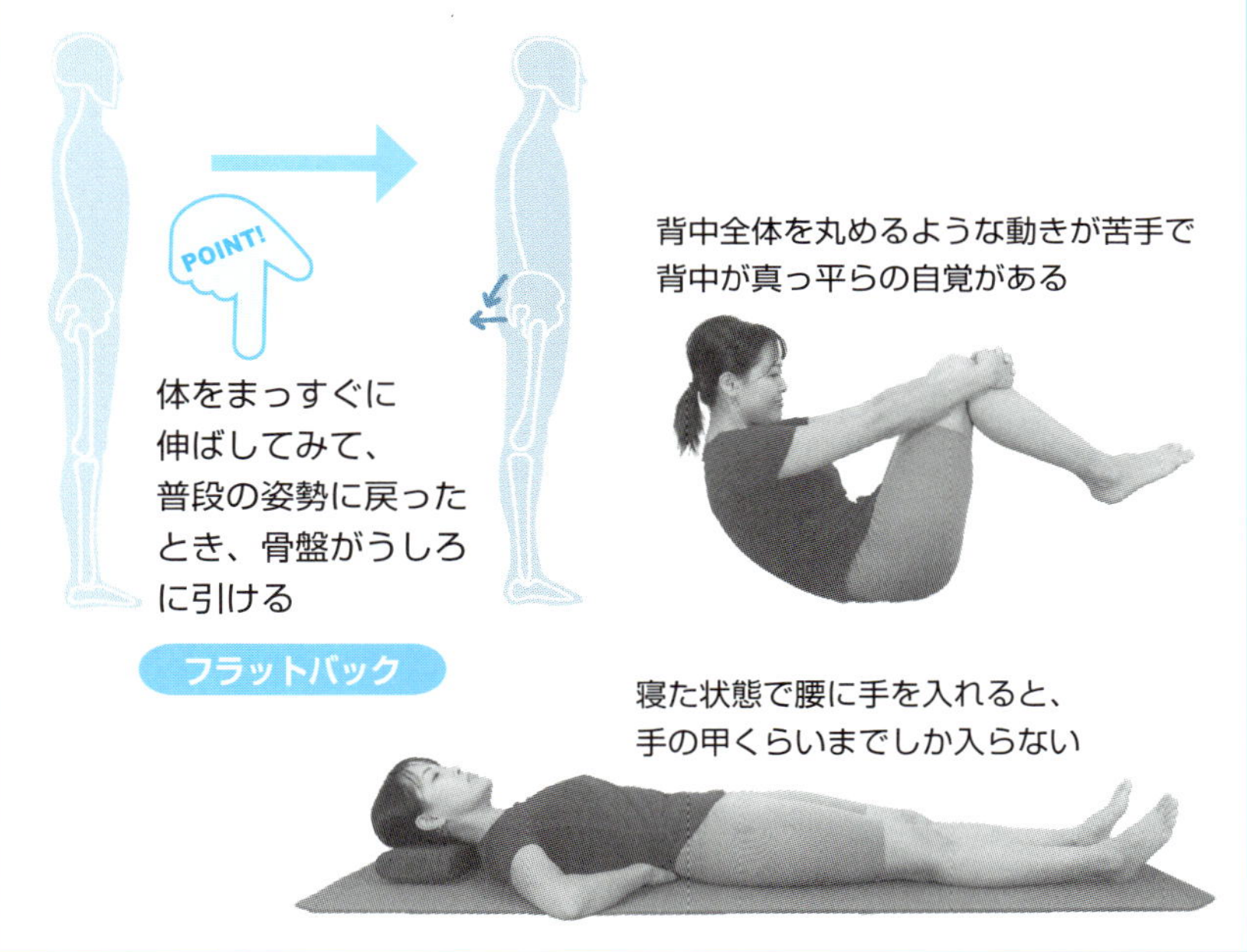

- 骨盤がうしろに引ける
- 背中全体を丸めるような動きが不得手
- 背中が真っ平らになっている感じがする
- 寝た状態で腰に手を入れると、手の甲くらいまでしか入らない

という場合は、フラットバック姿勢の可能性があるので、背中や腰の柔軟性を高める運動が必要です。

骨盤と下半身はどうつながっている？

●足と骨盤には密接な関係がある

　ここで、骨盤と下半身とのつながりについて見ていきましょう。とくに、足の役割に注目します。

　なぜなら、ふだんの歩き方やウォーキング、ランニングなどの運動の質を高めるヒントが足に隠されているからです。

　足は唯一、地面と接触する部分です。わずか左右20数センチメートルの狭い範囲で体を支えながら、前後左右に体を運んでくれます。ちなみに、人間の体には206個の骨がありますが、そのうちの56個、つまり約4分の1が足に集中しています。

　それだけ重要な役割をもつ足は、骨盤（股関節）とどのような関係にあるのでしょうか。これを理解するためには、二つのポイントを押さえる必要があります。それは、**バランス能力との関係と体重移動との関係**です。

●バランス能力があるから転ばずにすんでいる

片足で立つときや、体重を前後左右に移動させるとき、足だけでバランスをとろうとすると、**図31**のような動きになります。一方、骨盤（股関節）でバランスをとると、**図32**のような動きになります。

この二つのバランス能力によって、私たちはふだん転ばずに過ごせています。

たとえば、体重をつま先に移動させると股関節が伸び、骨盤が前に移動します。逆に、かかとに体重を乗せると股関節が曲がり、骨盤はうしろに移動します。また、片足立ちになると、足のバランス能力は両足で立つときとくらべて低下します。

つまり、**股関節がさまざまな方向に動いて骨盤を水平に保ち、全体のバランスをとろうとします**。

ところが、**骨盤の柔軟性が低下すると、足がその負担を補おうとして足への負担が**

図31　足でバランスをとる場合

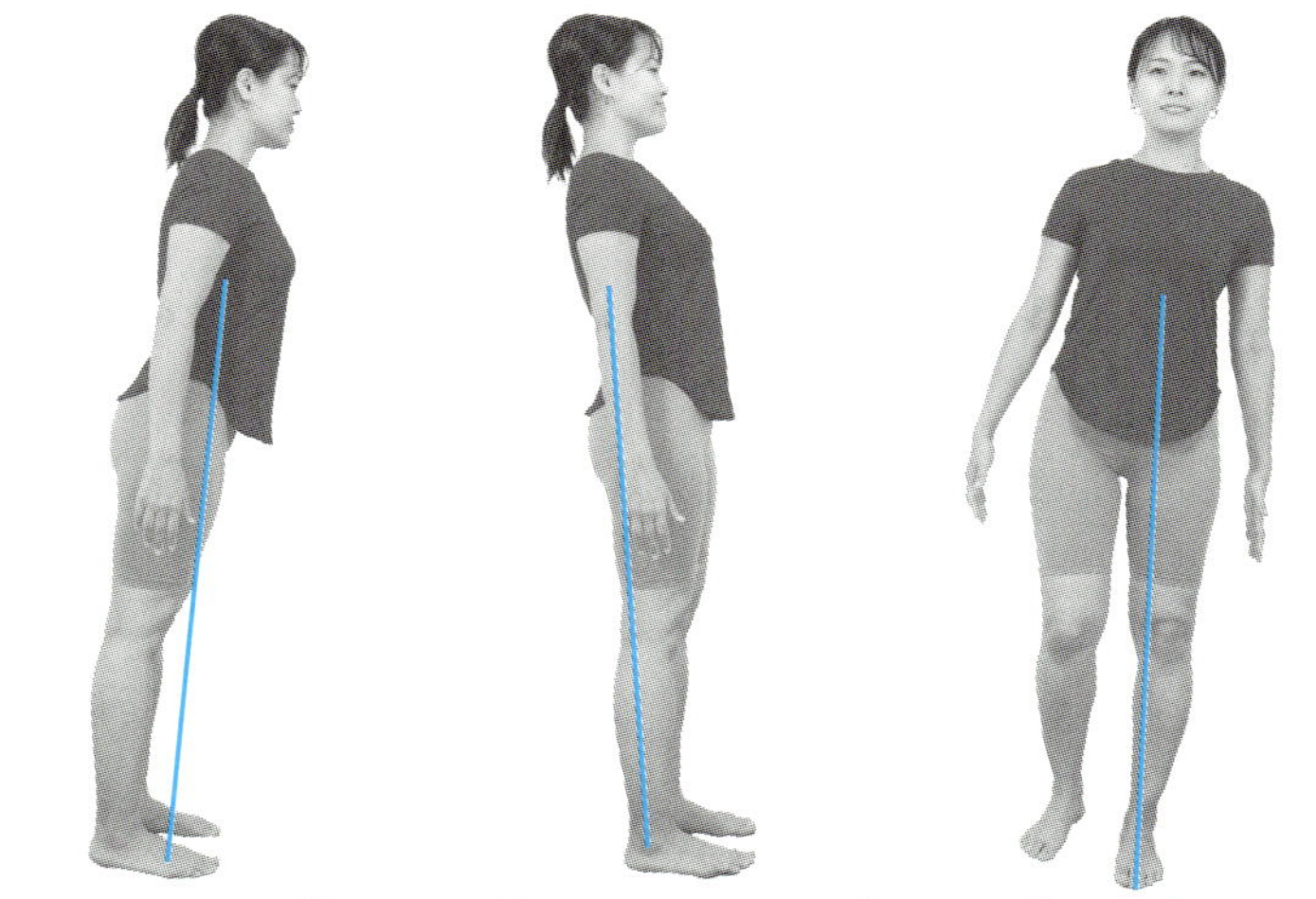

体重を前に移動　　体重をうしろに移動　　片足で立つ

図32　骨盤でバランスをとる場合

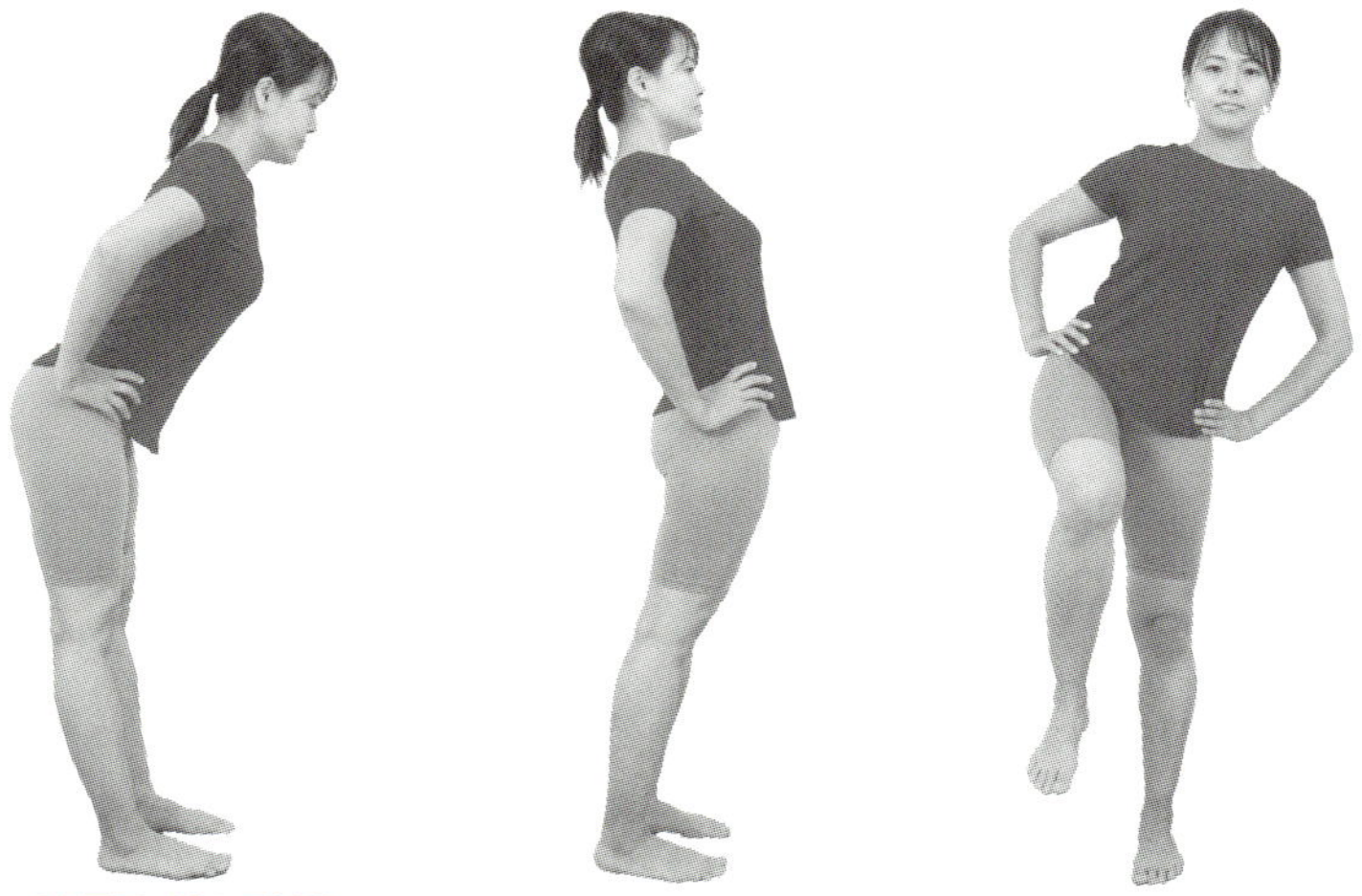

体重を前に移動　　体重をうしろに移動　　片足で立つ

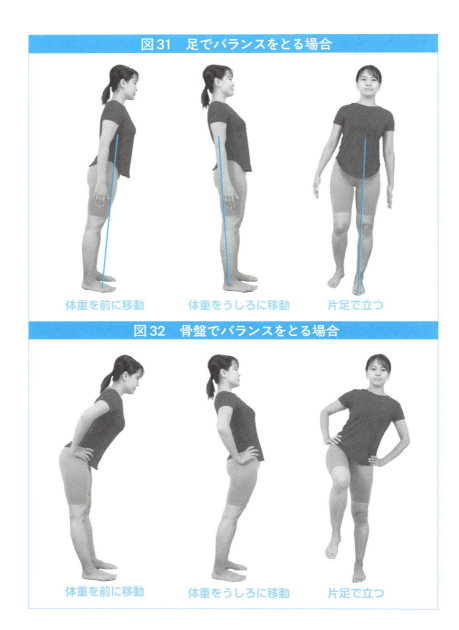

蓄積します。そのため、**骨盤の機能が体全体に影響を与える**といわれているのです(足の柔軟性が低下すると、骨盤がそれを補おうとします)。

●かかとからの体重移動が骨盤の機能を高める

足は、地面と接している唯一の部分です。**体重移動の際は、かかとから親指へと体重が移動します**(図33)。この体重移動がスムーズになれば、骨盤の機能を高めることができます。

具体的には、体重が親指の尖端に自然と勝手に乗るように、かかとから親指へ体重を移動します。

親指の尖端にスムーズに体重が移動すると、骨盤は余計な動きを生じることなく前方に移動します。

じつは、この動きこそが、**全身の筋肉を効率よく働かせる秘訣**なのです。この機能が低下すると、体は体重を前へ移動しようとしますが、その際、骨盤に余計な回転が生じることになります。

これが、いわゆる「負担」です。

余計な回転は、上半身にも下半身にも影響を与えます。その結果、ある人は腰に、ある人はひざに、またある人は鼠径《そけい》部に、さまざまな痛みや不快な症状が現れることがあります。

痛みがある場合は、まず何が原因となっているのかを特定し、適切な治療を行うことが大切です。そして、痛みが改善したら、なぜ痛みが出たのか、ふだんの姿勢や動きの癖を見直すことが大切です。

私の経験ですが、腰痛があるときは腰をまっすぐ保つことが難しくなります。骨盤が後方に引けて、股関節を十分に伸ばすことができなくなり、歩幅が狭くなります（図34）。

当然、体重は親指にうまく乗らないため、骨盤もスムーズに前へ移動しなくなり、歩行中に横揺れや余計な回転が生じます。このような場合は、まず腰痛の改善が欠かせません。

図33　かかとから親指への体重移動

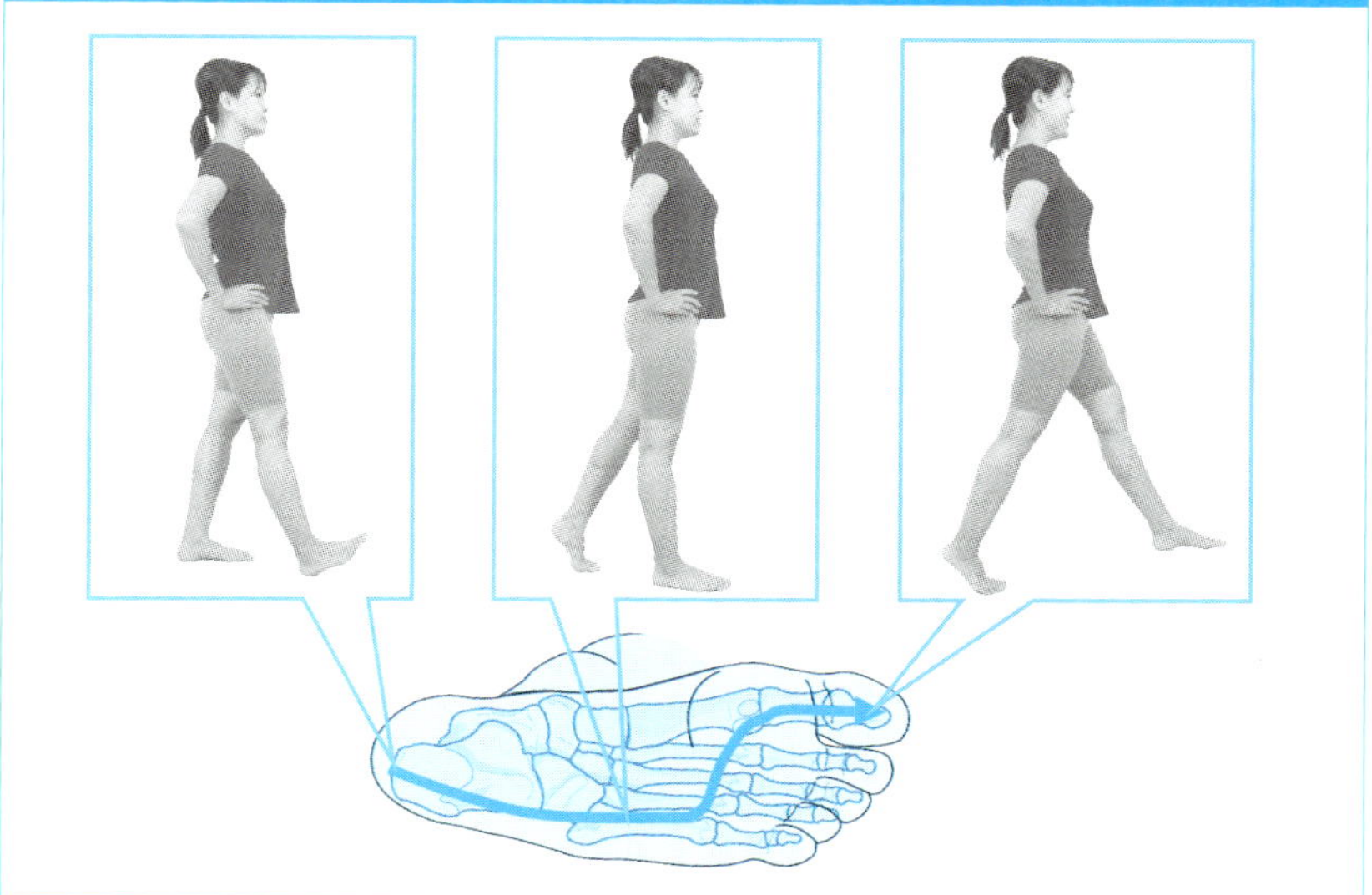

図34　腰痛があると骨盤がうしろに引ける

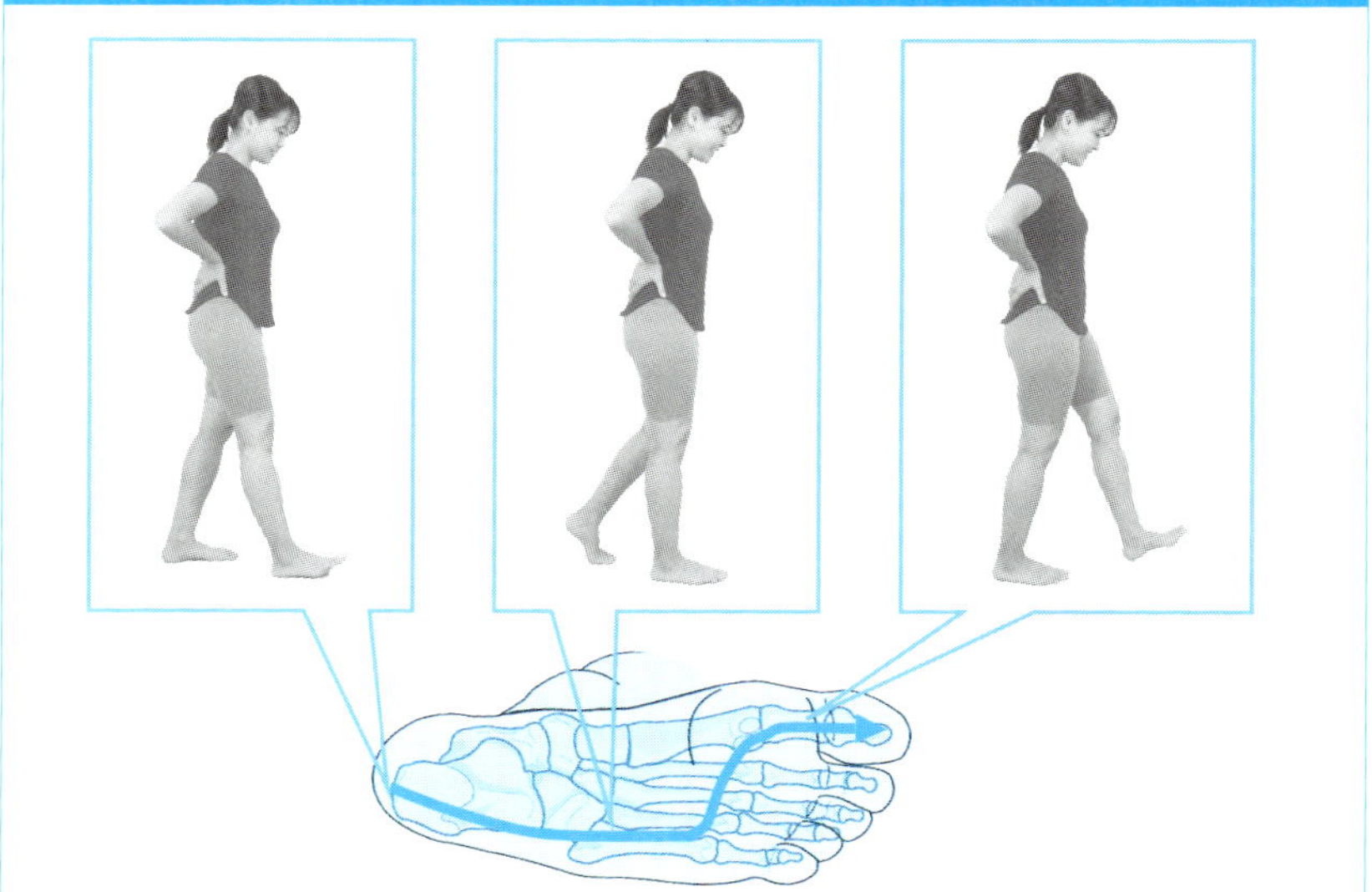

体全体をととのえる六つの骨盤メンテ

●腰・股関節、上半身、下半身の連動によって骨盤がととのう

ここまで説明してきたように、腰・股関節、上半身、下半身は連動しています。これらの連動を効率よく引き出し、骨盤をととのえ、体全体を調整する骨盤メンテを六つ紹介します。

❶ひじ上げメンテ（反る）
❷座って前屈するメンテ（曲げる）
❸腕うしろ伸ばしメンテ
❹四つ這い反らしメンテ

❺骨盤倒しメンテ
❻ゆりかご立ちメンテ

評価は、0点、5点、10点の10点満点方式で行います。

加齢によって点数は下がりますが、いかに点数を維持するかがポイントです。30〜50代の人であれば、ぜひ満点（60点）をめざしてみてください。

定期的にチェックして、体のケアを続けていきましょう。

❶ひじ上げメンテのやり方

●ひじを100度以上あげられるかをチェック

骨盤を前に回転し、腰を反らす動作が苦手な人は、次にあげる骨盤メンテをやってみてください（図35）。

①両ひじを体の前であわせます。

②ひじが離れずに100度以上あげられるかをチェックします。

《点数》

●90度未満……0点

●90〜100度未満……5点

●100度以上……10点

図35　ひじ上げメンテで自己チェック

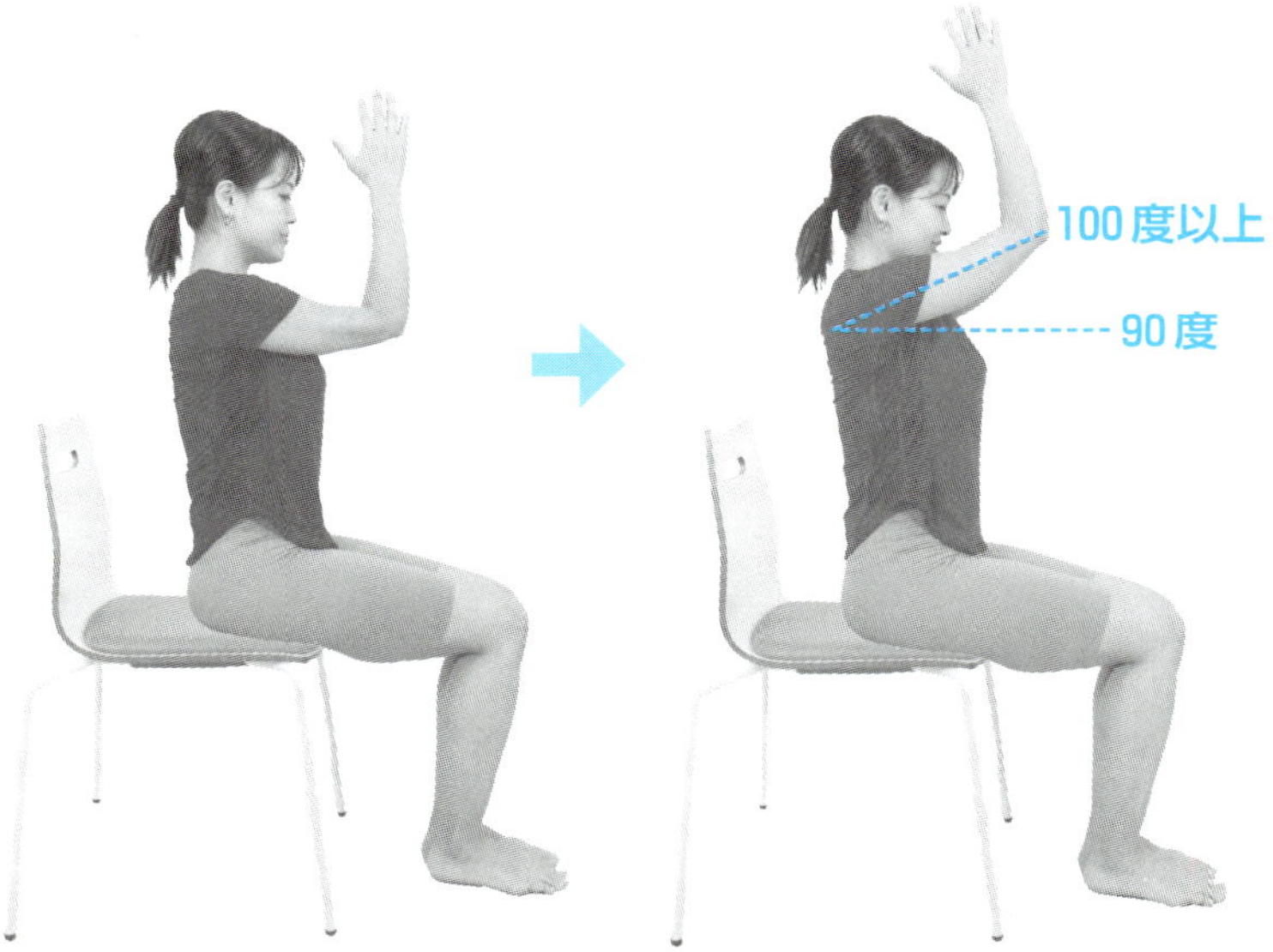

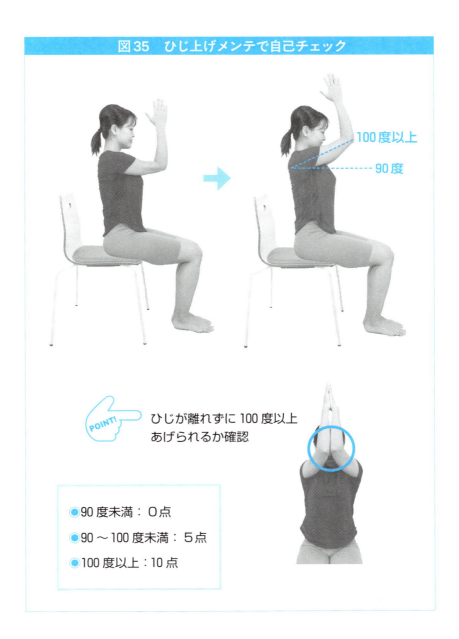

POINT!

ひじが離れずに100度以上
あげられるか確認

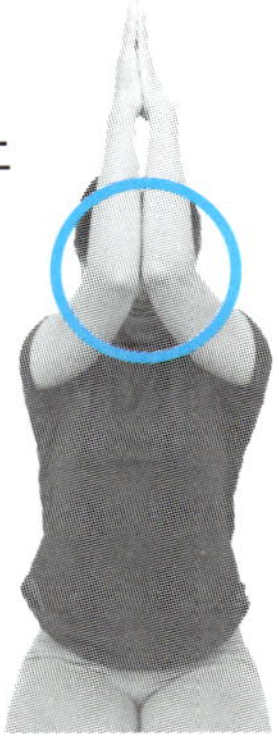

- 90度未満：0点
- 90～100度未満：5点
- 100度以上：10点

❷座って前屈するメンテのやり方

●おでこがひざにふれるかをチェック

骨盤や腰、背中を丸める動作が苦手な人は、次にあげる骨盤メンテをやってみてください（図36）。

①座った状態で片方のひざを伸ばします。

②ひざに頭を近づけ、おでこがひざにふれるかをチェックします。

《点数》

●握りこぶし二つ分以上離れている……0点

●握りこぶし二つ分未満離れている……5点

●握りこぶし一つ分未満離れている……10点

図36 座って前屈するメンテで自己チェック

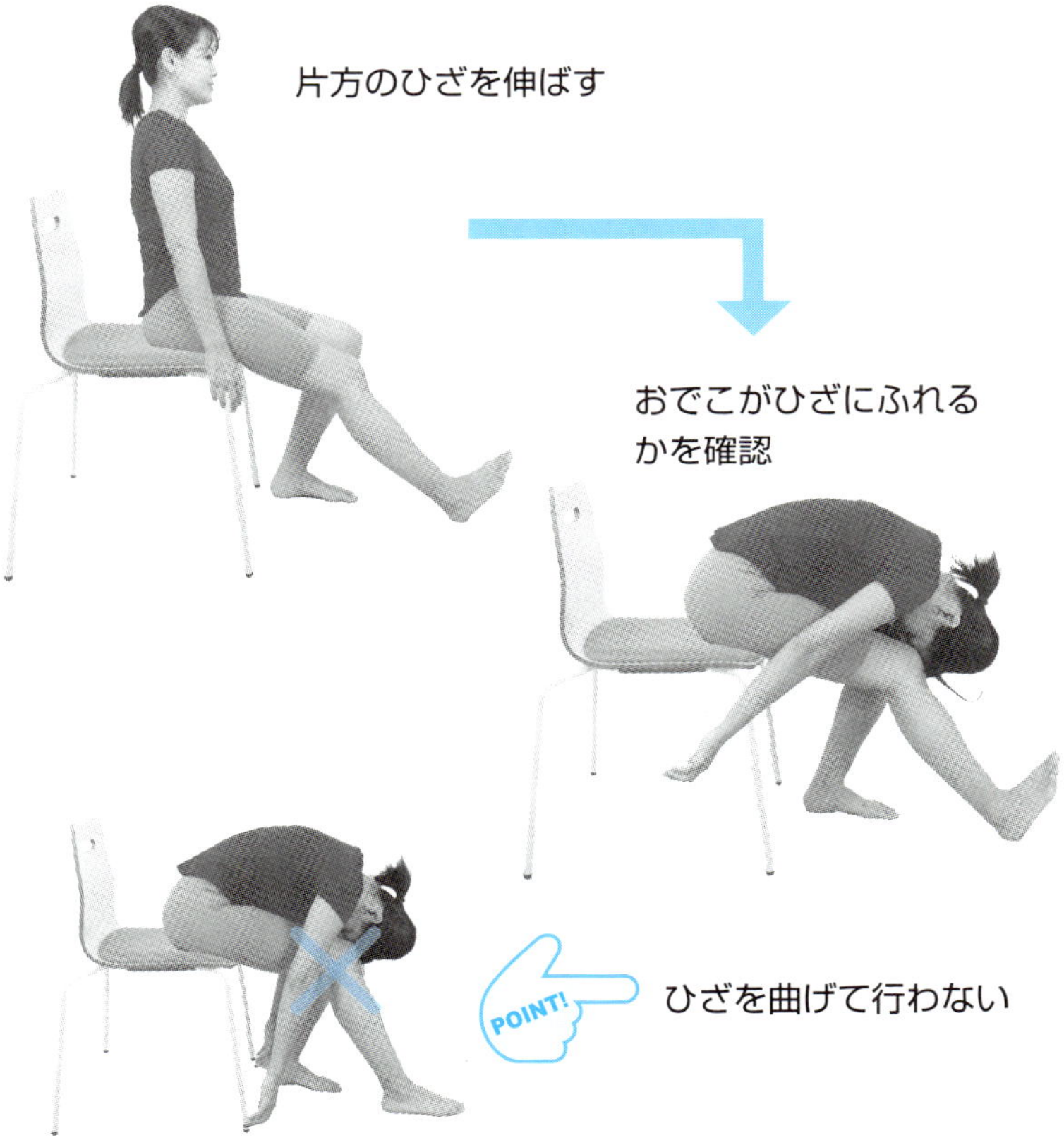
片方のひざを伸ばす
おでこがひざにふれるかを確認
POINT!
ひざを曲げて行わない

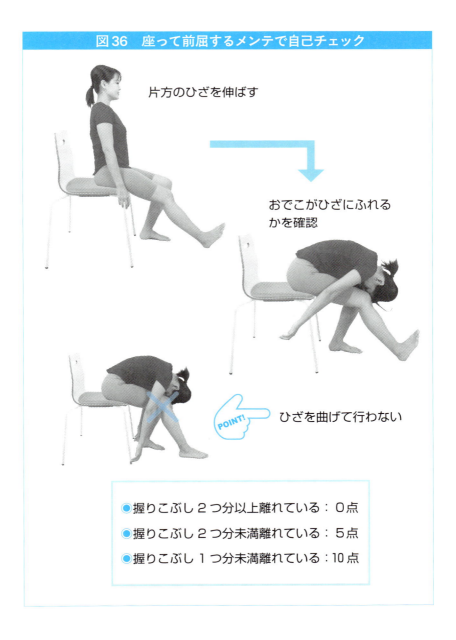

- 握りこぶし２つ分以上離れている：０点
- 握りこぶし２つ分未満離れている：５点
- 握りこぶし１つ分未満離れている：10点

③腕うしろ伸ばしメンテのやり方

●90度まで上げられるかをチェック

猫背を自覚している人は、次にあげる骨盤メンテをやってみてください（図37）。

①手をうしろで組み、胸を張りながら手のひらを床に向け、体を前に倒します。

②そのまま腕をうしろに伸ばして、90度まで上げられるかをチェックします。

《点数》

●45度未満……0点

●45〜90度未満……5点

●90度以上……10点

図37 腕うしろ伸ばしメンテで自己チェック

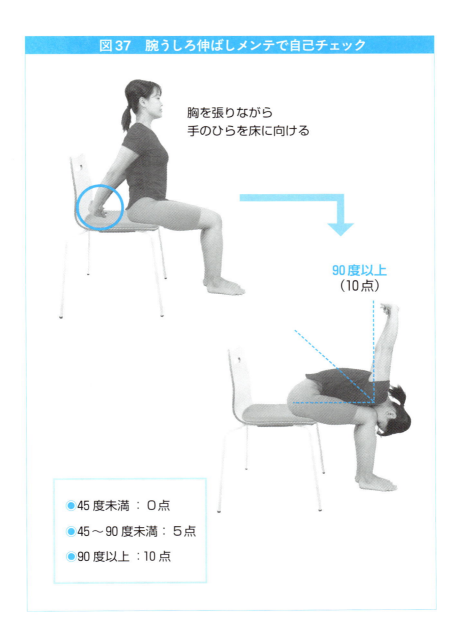

- 45度未満 ： 0点
- 45～90度未満： 5点
- 90度以上 ：10点

❹四つ這い反らしメンテのやり方

●腰を反らさずに体をねじって柔軟性をチェック

体をねじると左右差がある人は、次の骨盤メンテをやってみてください（図38）。

①四つ這いの姿勢で腰を軽く丸め、骨盤を少しうしろに丸めた状態をつくります。

②一方の手を後頭部にあて、腰を反らさずに体をねじります。このとき、腰椎と骨盤ではなく、胸郭と股関節をねじるように意識して柔軟性をチェックします。

《点数》

●30度未満……0点

●30〜50度未満……5点

●50度以上……10点

図38　四つ這い反らしメンテで自己チェック

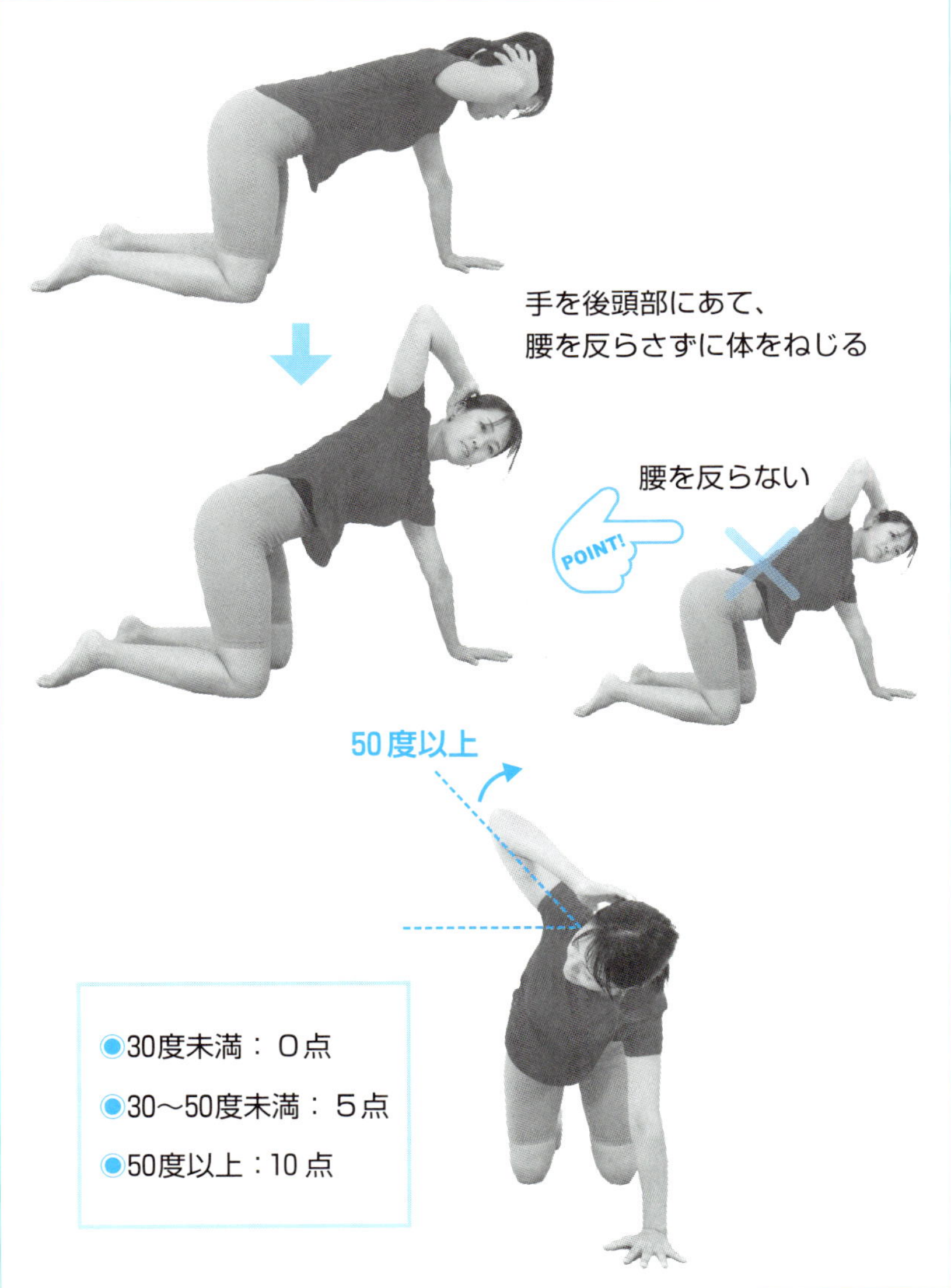

- 30度未満：０点
- 30～50度未満：５点
- 50度以上：10点

⑤骨盤倒しメンテのやり方

●股関節とひざを内側に倒して柔軟性をチェック

体をねじると左右差がある人は、次の骨盤メンテをやってみてください（図39）。

①仰向けになり、両手を真横に広げ、股関節とひざを90度に曲げます。

②肩甲骨が床から離れないように注意しながら、股関節とひざを内側に倒して骨盤を回転し、下半身と胸郭の連動性と柔軟性をチェックします。

《点数》

●ひざと床の距離が握りこぶし三つ分以上離れている……0点

●ひざと床の距離が握りこぶし一～三つ分未満離れている……5点

●ひざと床の距離が握りこぶし〇～一つ分未満離れている……10点

図39　骨盤倒しメンテで自己チェック

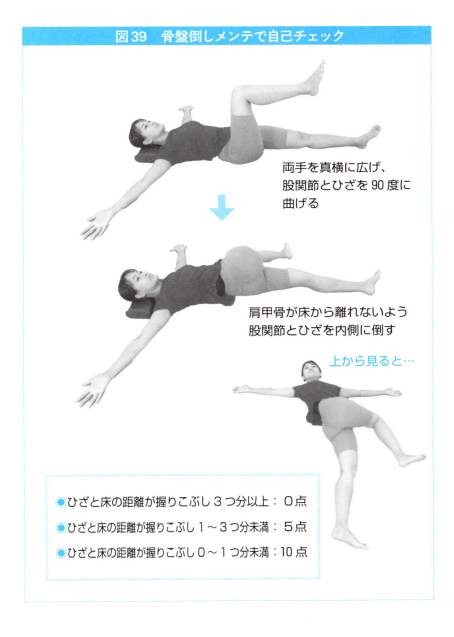

両手を真横に広げ、
股関節とひざを 90 度に
曲げる

↓

肩甲骨が床から離れないよう
股関節とひざを内側に倒す

上から見ると…

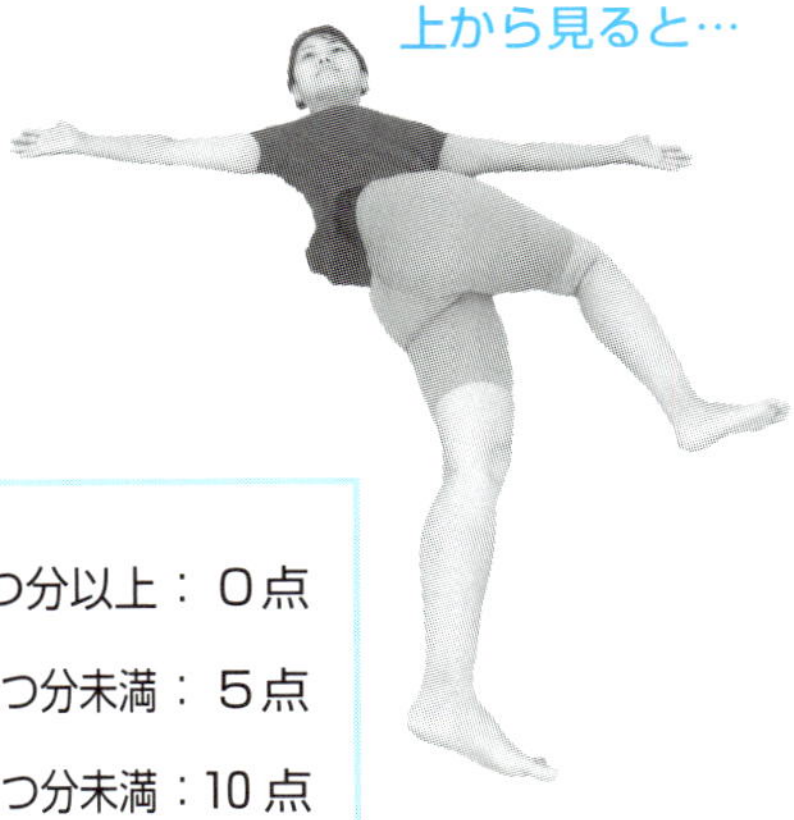

- ひざと床の距離が握りこぶし 3 つ分以上：0 点
- ひざと床の距離が握りこぶし 1 ～ 3 つ分未満：5 点
- ひざと床の距離が握りこぶし 0 ～ 1 つ分未満：10 点

⑥ゆりかご立ちメンテのやり方

●上半身の柔軟性と下半身の筋力をチェック

背骨の柔軟性、下半身の連動性、筋力をチェックしたい方は、次にあげる骨盤メンテをやってみてください（図40）。

①横になった状態から、片ひざを曲げます。

②体を転がしながら起き上がり、片足でスムーズに立てるかをチェックします。

《点数》

●起き上がれない、立ち上がれない……0点

●手を使って立ち上がれる……5点

●手を使わずにスムーズに立ち上がれる……10点

図40　ゆりかご立ちメンテで自己チェック

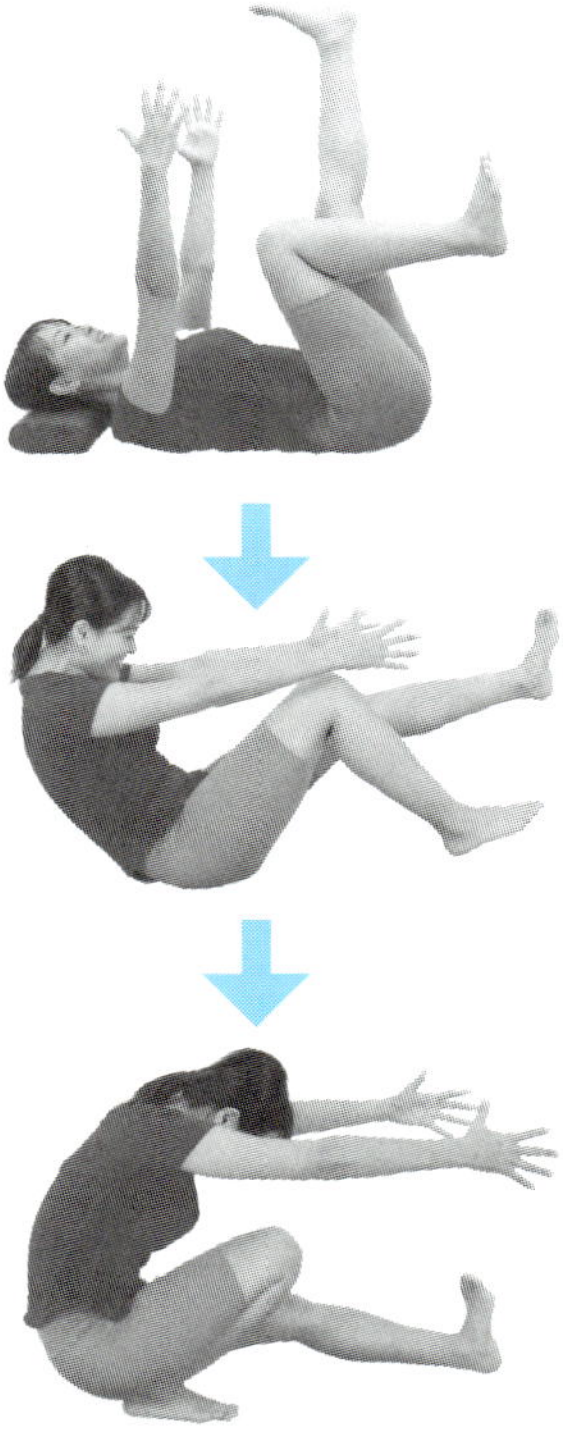

片ひざを曲げ、
体を転がしながら起き上がり、
片足でスムーズに立つ

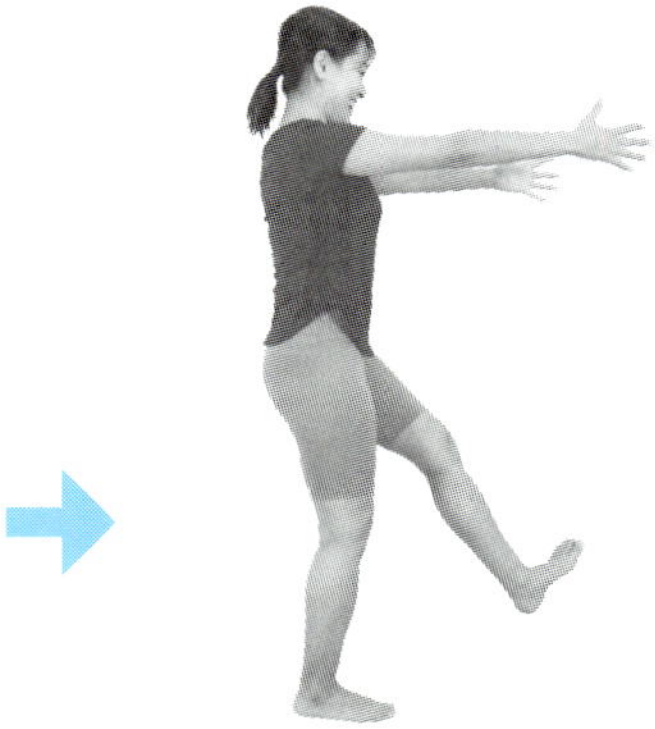

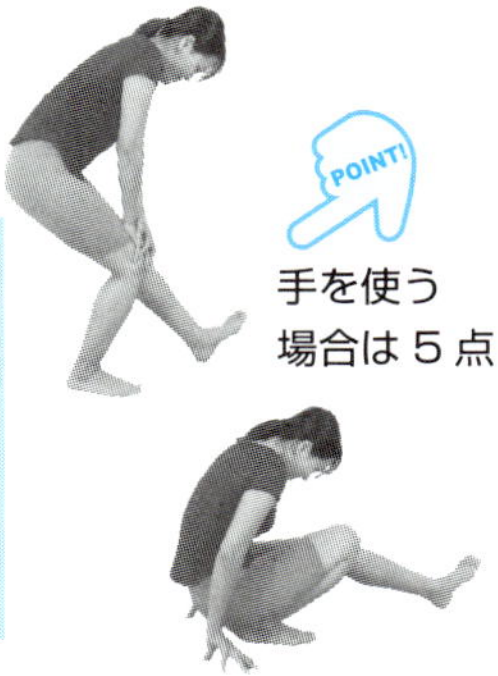

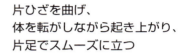

手を使う
場合は５点

- 起き上がれない、立ち上がれない：０点
- 手を使って立ち上がれる：５点
- 手を使わずにスムーズに立ち上がれる：10点

体をととのえることは、日々の生活をより楽しく、快適にするための第一歩であり、未来への投資です。

これまで紹介してきた骨盤の動きや体全体とのつながりを意識することで、より健《すこ》やかな毎日を送るための土台を築くことができます。

ぜひ、ご自身の体と向き合い、無理なく続けることができるケアを取り入れてみてください。

3章

腰痛に効く座り方・立ち方・歩き方

ここまで述べてきたように、骨盤は体の重心が集まる大切な部分です。このため、ちょっとした回転や股関節を使った移動が全体の姿勢に大きな影響を与えます。

ですから、反り腰や猫背などの姿勢も、**骨盤がどのように回転しているかがわかれば、対策が見えてくる**ことがおわかりになったと思います。

日常的に骨盤が正しい位置にあれば、自然と姿勢もよくなるのです。

ここからは、骨盤にいい「座り方」「立ち方」「歩き方」を紹介します。日常生活でぜひ実践して、いい姿勢づくりをめざしましょう。

腰痛に効く座り方＝軸座りケア

●力を抜いてもくずれないのが理想的な姿勢

骨盤は、座ると自然とうしろに回転します。このとき、無理に背筋を伸ばして骨盤を前に回転すると、腰や肩が疲れたり張ったりすることがあります。無理に骨盤を立てようとせず、自然にととのった姿勢をめざしましょう。

理想的な姿勢は、インナーマッスル（体の深層にある筋肉）が適度に働き、力を抜いてもくずれない状態です。そのためには、**軸座り**（図41）というケアが効果的です。

《軸座りケアのやり方》

①足に体重を乗せたまま、お尻を椅子に下ろします。

②お尻が椅子に着いたら、体重を足に残し、頭をお尻の真上にもってきます。
③お尻に体重を乗せて全身の力を抜き、背中の緊張をゼロにします。

《ポイント》

＊最初は、かかとが少し浮いていても問題はありません。
＊インナーマッスルが働くため、疲労を感じることがあります。疲れたら背もたれに寄りかかって、体を休めるようにします。
＊休んだあとは、足に体重を乗せて、②、③の動作をくりかえします。
＊軸座りを行うと、インナーマッスルが無理なく働き、自然と骨盤が立ち、いい状態になります。また、関節への負担も軽減します。

ぜひ、この感覚を日常に取り入れて、姿勢改善と健康維持にお役立てください。

なお、軸座りケアは、YouTube「1日5分から！　最高の座り方習慣」を上記のQRコードからご覧ください。

図41 腰痛に効く軸座りケア

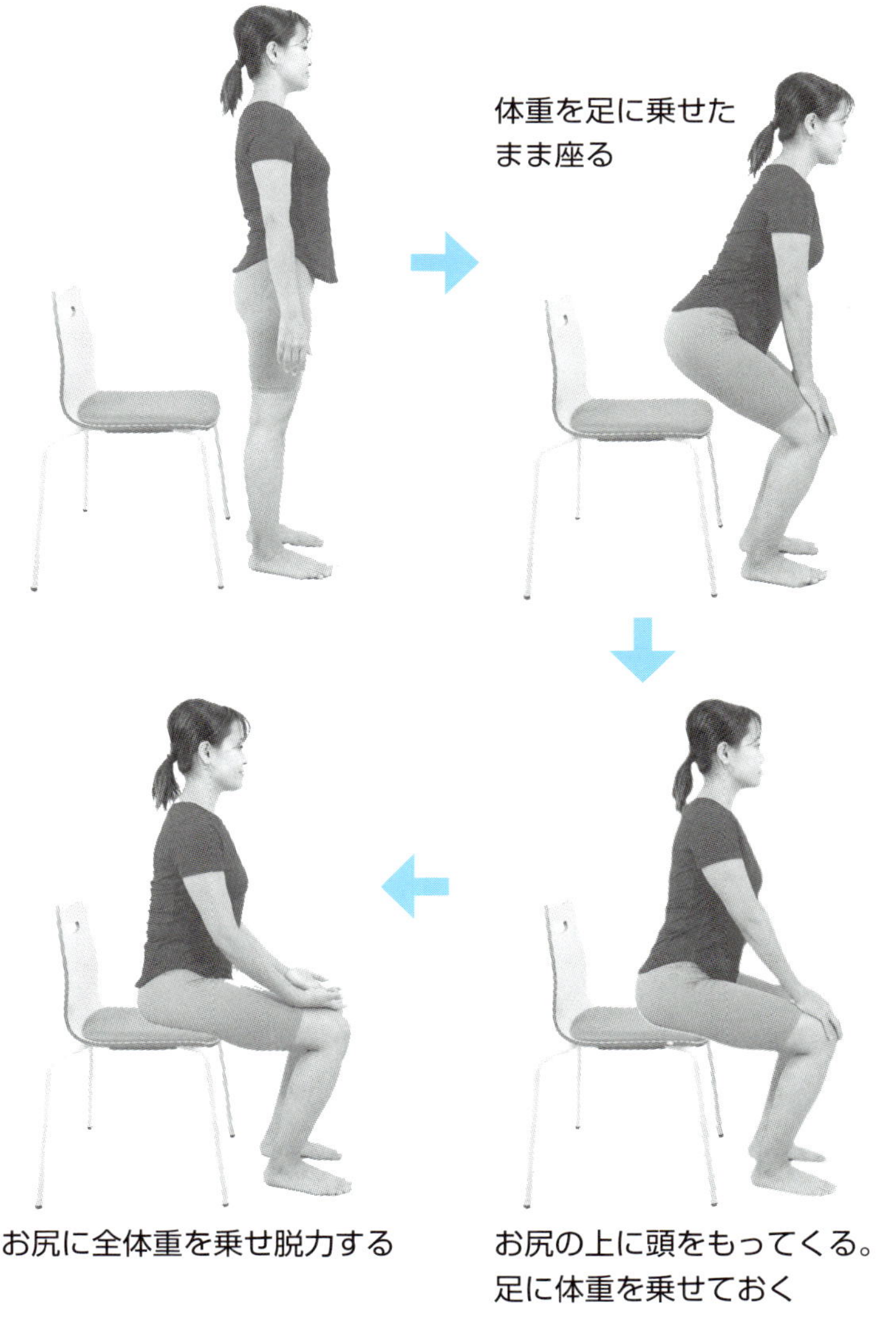
体重を足に乗せたまま座る
お尻の上に頭をもってくる。足に体重を乗せておく
お尻に全体重を乗せ脱力する

腰痛に効く立ち方＝頭、骨盤、足をそろえる

●足と頭の距離が伸びてくる感覚で立つ

腰痛に効果のある立ち方は、**頭、骨盤、足を直線上にそろえる**（図42）ことです。この状態で骨盤が自然に立つと、力を抜いても姿勢がくずれることはありません。

《頭、骨盤、足をそろえるケアのやり方》

①かかと、お尻、頭を壁につけ、3点が直線上にある感覚を覚えます。

②1キロメートル先くらいを見ているイメージで、あごを上げ、胸骨を軽く引き上げます。

③この姿勢を保つとインナーマッスルが自然に働き、力を抜いても姿勢がくずれ

図42　頭、骨盤、足を直線上にそろえると腰痛に効果的

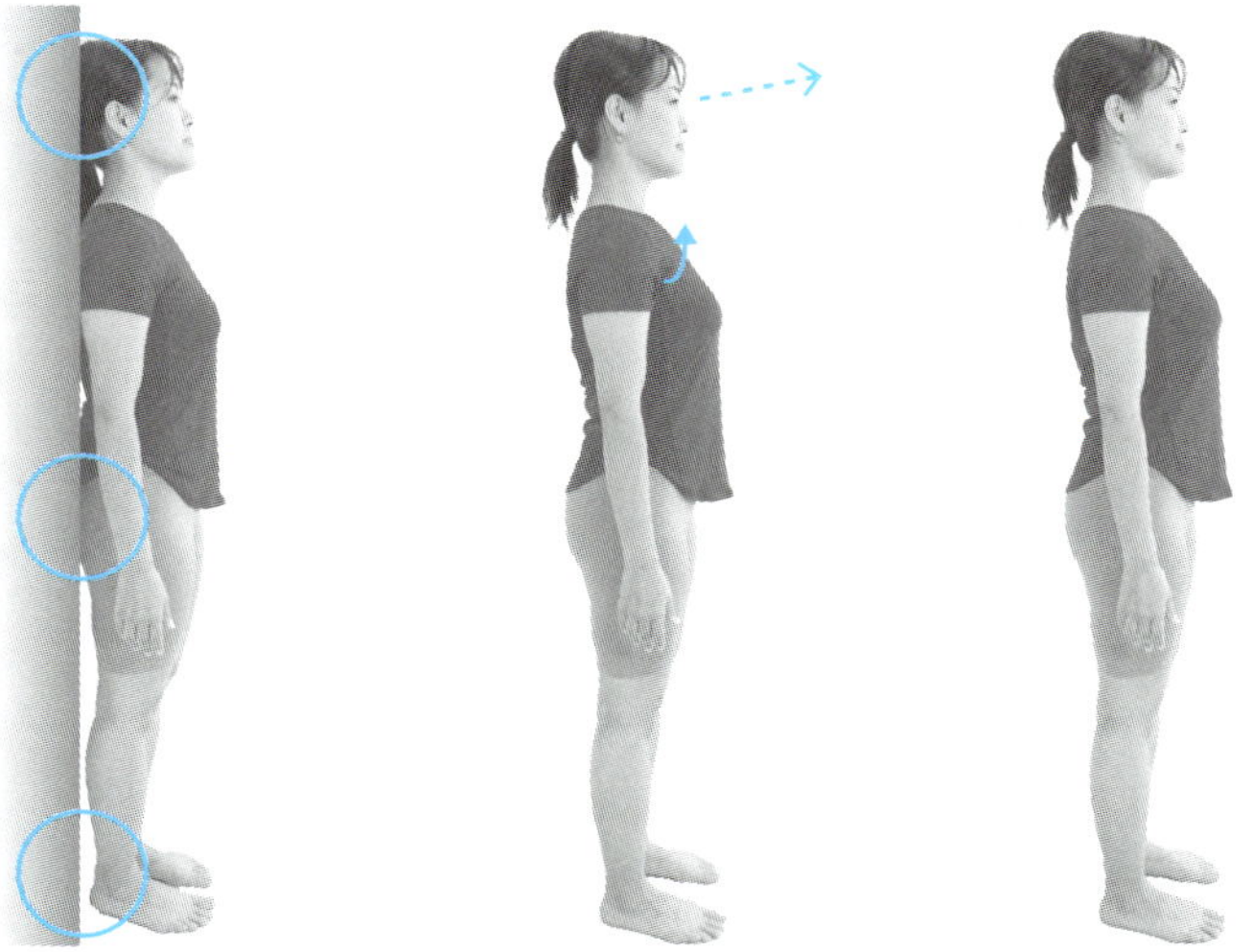

壁にかかかと、お尻、頭をつけ、３点が直線上にある感覚を覚える

１キロ先くらいを見るイメージであごを上げ、胸骨を軽く引き上げる

脱力しても姿勢がくずれないことを感じる

ることはありません。

《ポイント》

＊日常生活では、足と頭の距離が伸びてくる感覚で立ってみましょう。

＊深呼吸をしながら体を伸ばすと骨盤が自然ととととのい、立ち姿勢が美しくなります。

最初は慣れないかもしれませんが、無理をせず、この姿勢をキープしてみてください。

腰痛に効く歩き方＝腕をふって歩く

●腕をふると重心の移動がスムーズになる

骨盤は体の重心が集まる場所です。歩くときに重心がスムーズに移動すれば、体への負担が軽くなり、体の機能もととのいます。

《歩き方》

①いい立ち方をキープして、腕をふって歩きます（図43）。

②重心が高くなり、腕をふることで、重心の移動がスムーズになります。

《ポイント》

図43 腕をふって歩くと腰痛に効果的

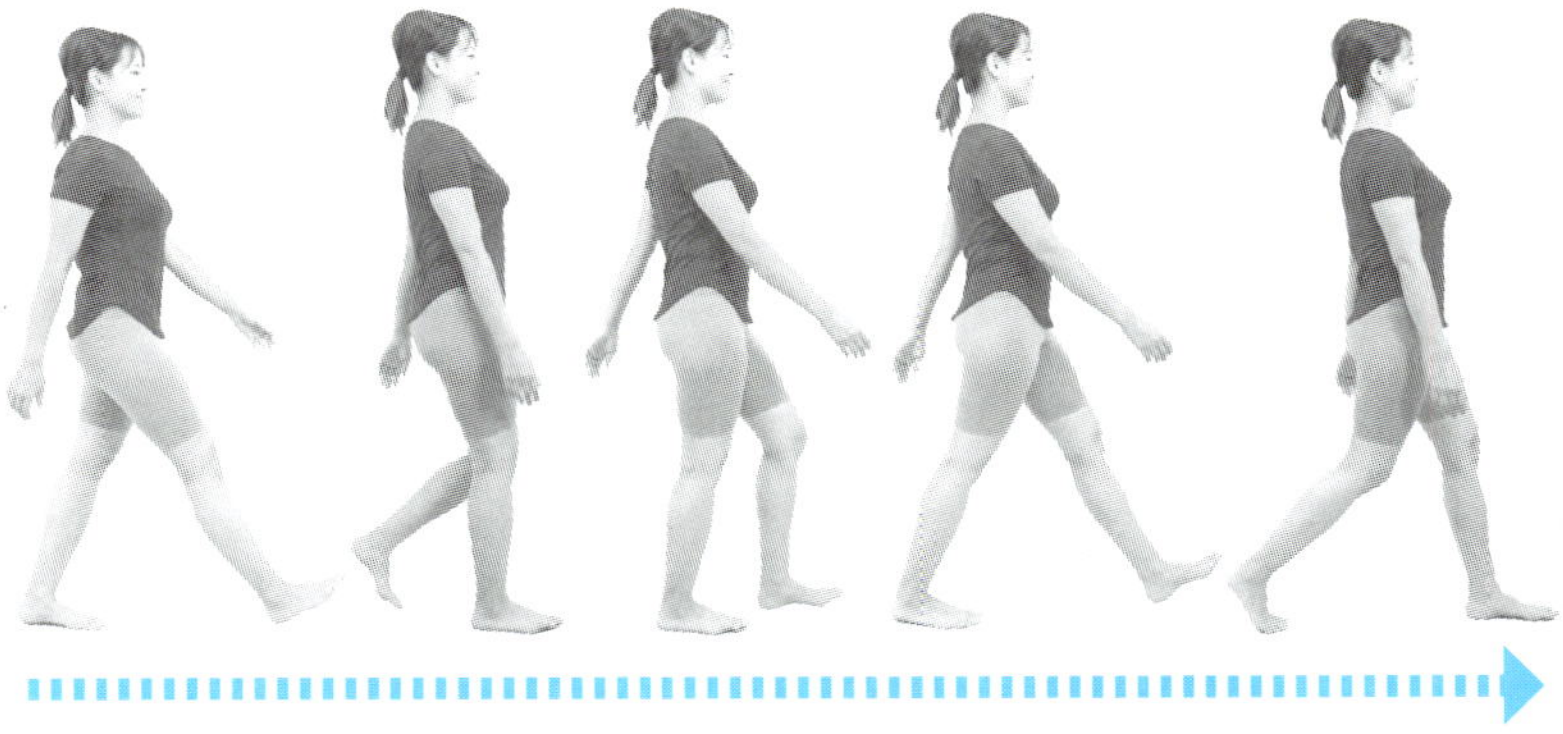

POINT! 骨盤にいい立ち方をキープしながら、腕をふって歩く

＊この歩き方をすると、歩幅が自然に広がります。

＊股関節が伸びて、体の機能が高まりやすくなります。

＊歩く際に、心の中で「1、2、1、2」とリズムを刻むと気持ちが前向きになり、アンチエイジング効果が期待できます。

体の機能向上のため、これらのケアを日常生活に取り入れて、健康維持に役立ててください。

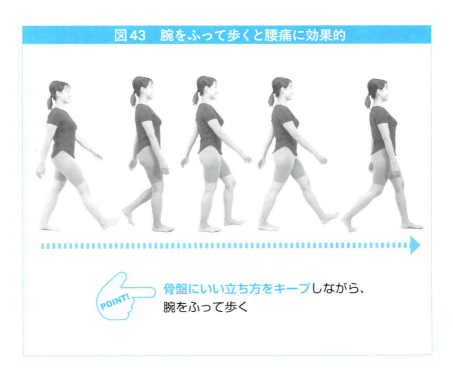

Column

つま先の向きと骨盤の歪みの不思議な関係

寝たときにつま先の向きが左右で異なっている場合、それは骨盤の歪みが原因だといわれることがあります。しかし、実際には、股関節の構造上の問題によることが多いことがわかっています。

骨盤は、仙腸関節や恥骨結合が動かないと歪みません(108～110ページ参照)。これらの関節の動きはともに2ミリメートル以下です。このため、つま先の向きが違っていて気になる場合は、骨盤の歪みよりも、股間節に意識を向けることが大切です。

結論からいうと、つま先の向きが違っていても問題ありません。むしろ、寝た状態で、かかとを支点につま先を左右に動かしたとき、右足と左足の可動範囲に左右差があるかどうかが重要です。

気になる方は、くわしく説明した動画を下記のQRコードで参照してください。つま先の向きと骨盤の関係をていねいに解説した動画をYouTubeで配信中です（無料でご覧になれます)。

右足の動く範囲が左足より少ない

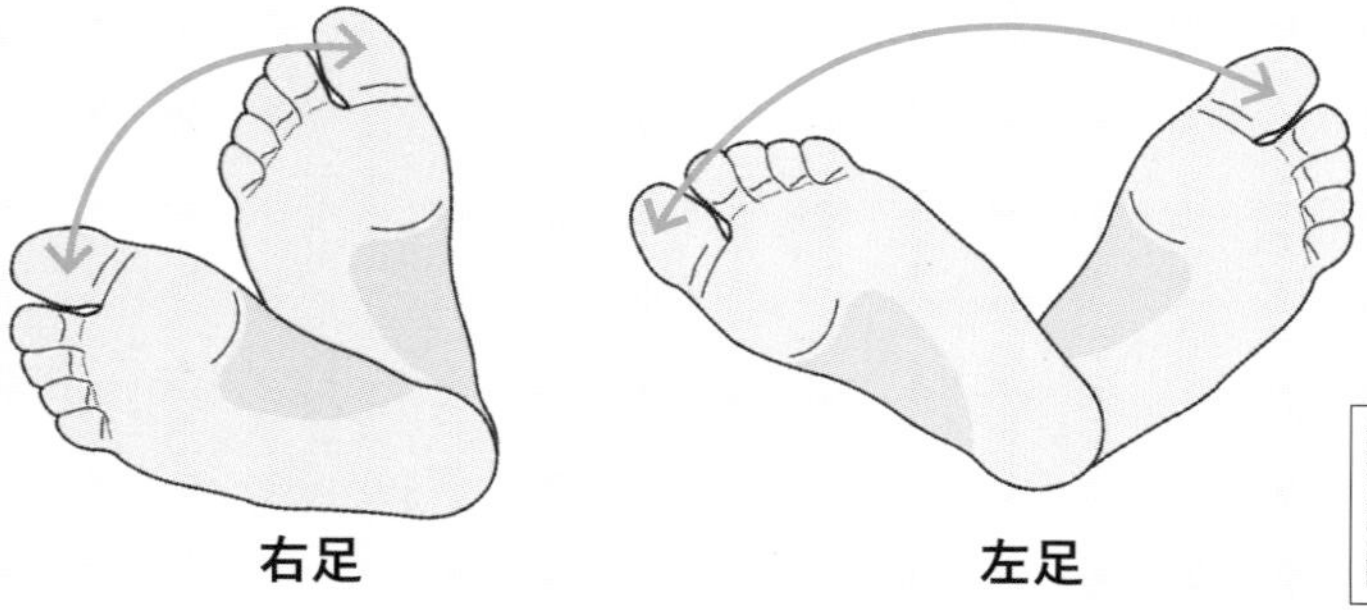

付章

仙腸関節の痛みはこれでわかる

痛みがあれば専門家のサポートが必要

●なぜ、仙腸関節に痛みが生じるのか

骨盤の歪みによる代表的な痛みの一つに、仙腸関節の痛みがあります（図44）。

仙腸関節は、可動域が非常に小さく、動きは2ミリメートル以下です。しかし、この関節や周囲の靭帯、神経、筋肉に過度な負担がかかることで痛みが生じることがあります。

この痛みは、自然に軽減することもありますが、日常生活に支障が出る場合には専門家のサポートが必要になります。

軽い腰痛や骨盤まわりの違和感、鼠径部の不調などは、仙腸関節自体の問題が原因になることがあります。

図44　仙腸関節の痛み

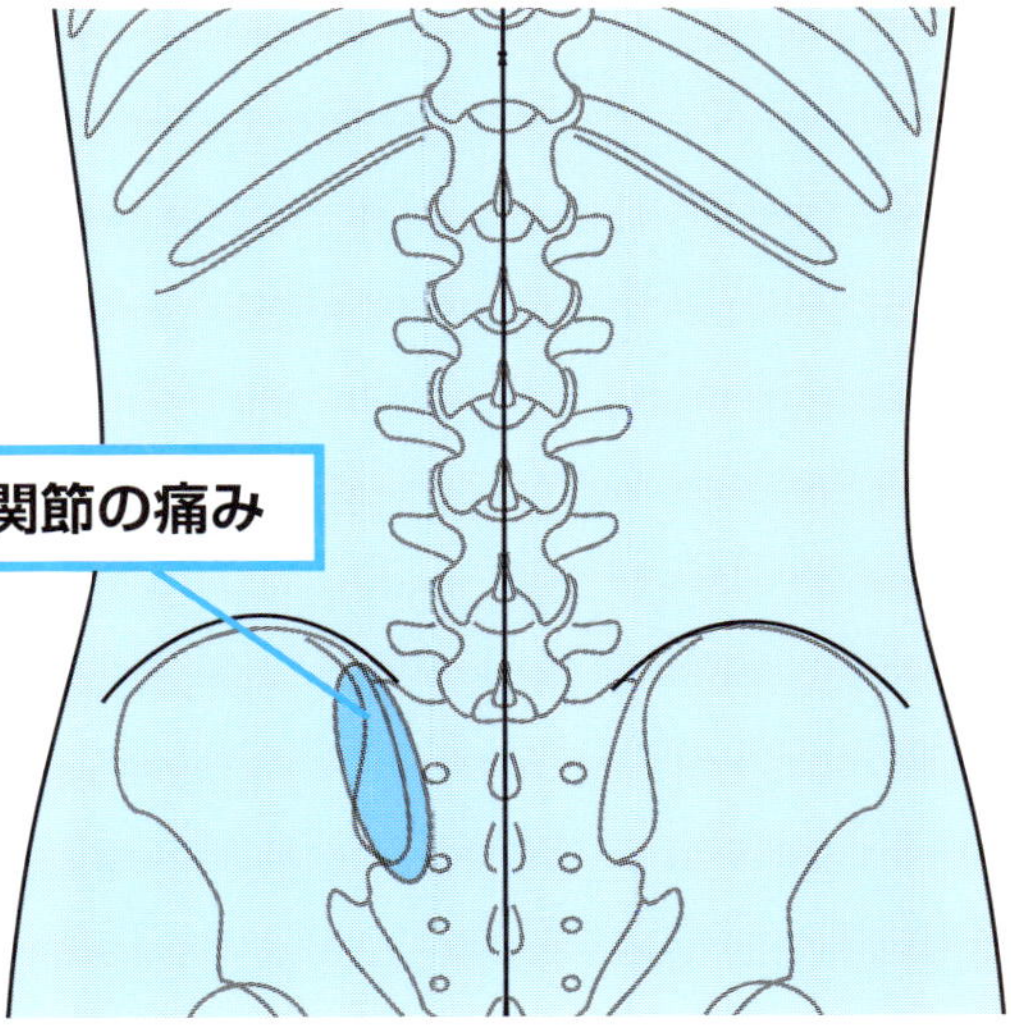

注）仙腸関節は仙骨と腸骨のあいだにある

また、骨盤の回転の柔軟性が低下することで、仙腸関節に余計な負担がかかっていることもあります。この場合は、本書で紹介しているセルフケアや、正しい姿勢を意識して過ごすことで改善が期待できます。

それでも痛みが軽減しない場合は、仙腸関節の痛みかどうかを判断するために、１１１ページ以降の「セルフチェック」を試してみてください。該当する場合には、専門家に相談することをおすすめします。

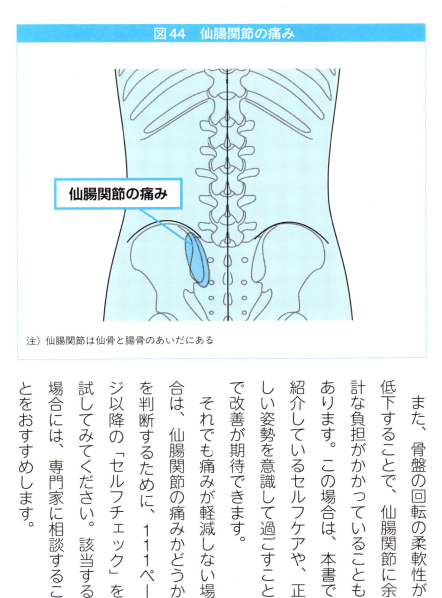

仙腸関節の痛みは自分で確認できる

●仙腸関節や恥骨結合などの不調が、真の「骨盤の歪み」

仙腸関節は仙骨と腸骨のあいだに位置し、図45に示すように、靭帯によって強固に固定され、さらに筋肉で覆われています。関節の周囲には、神経や血管、脂肪組織があり、たった2ミリメートル以下の動きでしかないにもかかわらず、体の重要な機能を担っています。

仙腸関節や恥骨結合などの関節が痛みや不調を引き起こすことがありますが、私はこの状態を「骨盤の歪み」と呼んでいます。

仙腸関節にかかる負荷が積み重なることで、関節の周囲に痛みが現れることが多いのです。

図45 仙腸関節は靭帯によって固定されている

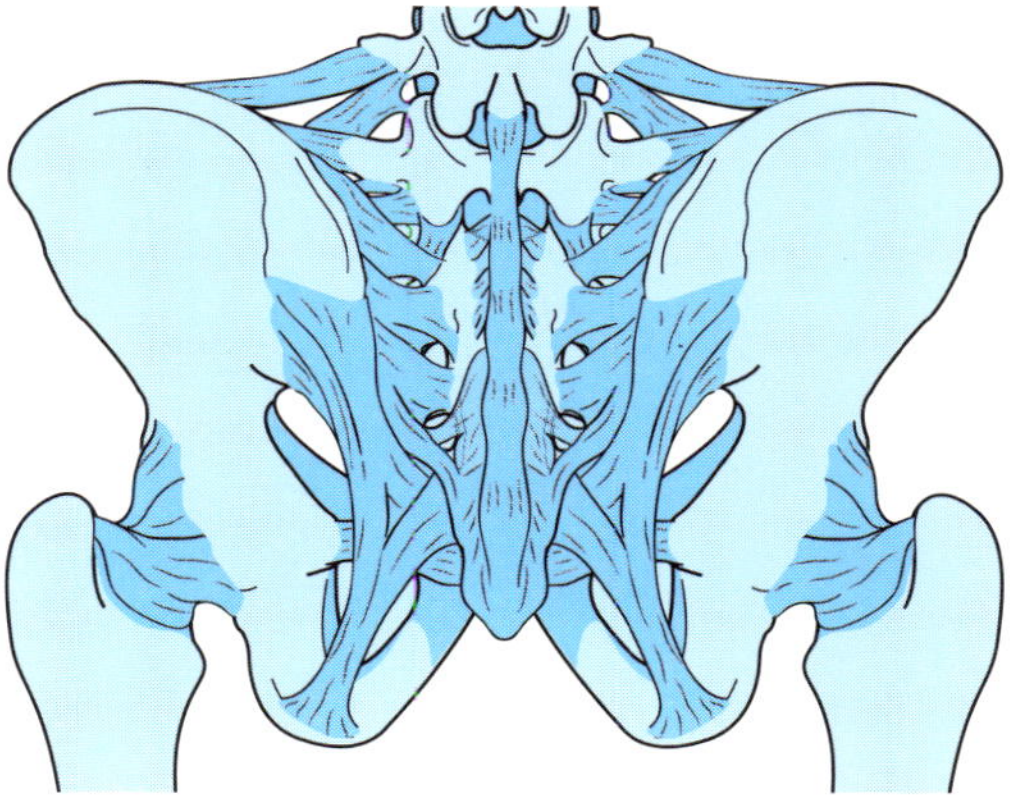

図46 仙腸関節が引き起こす痛みの部位

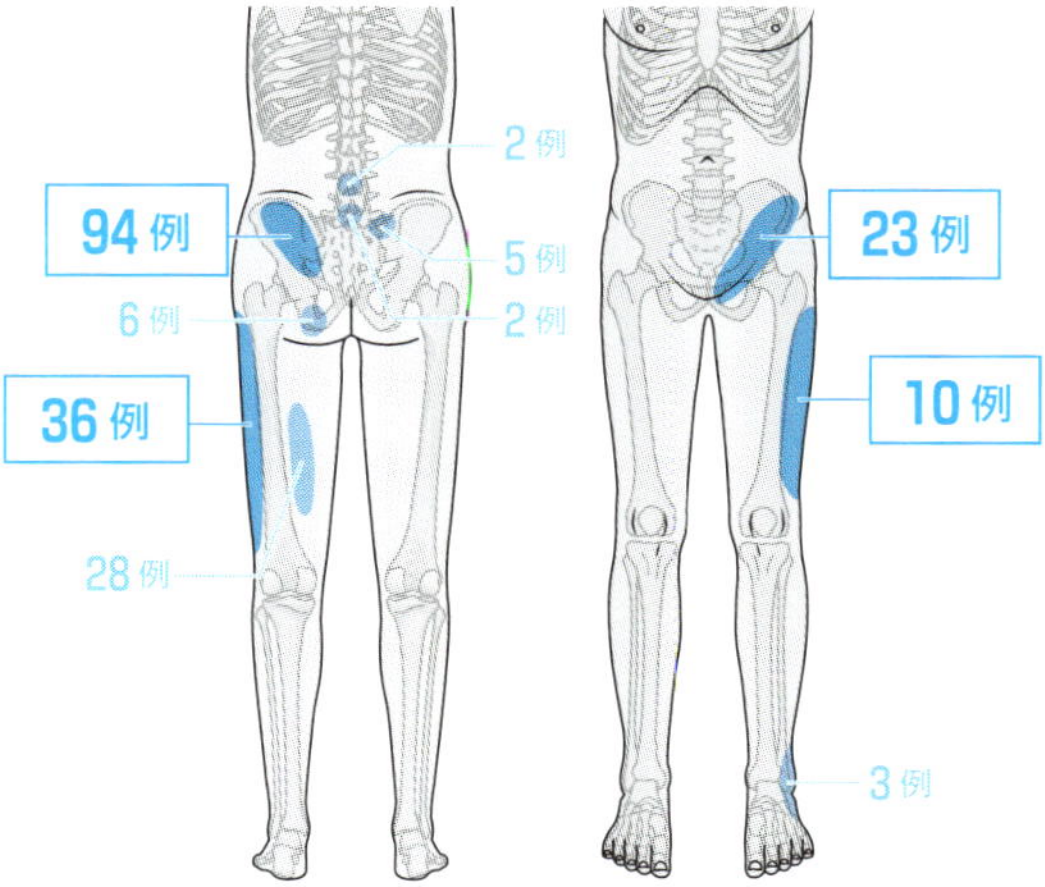

出所）村上栄一『仙腸関節の痛み：診断のつかない腰痛』（南江堂、2013）を参考に作図

場合によっては、股関節の周辺や太ももの外側にも痛みが広がることがあります。

これを「関連痛」と呼んでいます。

ただ、**仙腸関節とは離れた部位に痛みが出ることがあるため、非常にわかりにくくなっています**（図46）。医療従事者でも判断が難しいことがあるのはこのためです。

仙腸関節の周辺に痛みがある場合や、股関節や太ももの外側に痛みがあり、直接その部分をケアしても改善しない場合には、仙腸関節の問題を疑ってセルフチェックを試してみてください。

仙腸関節の痛みをセルフチェック

●セルフチェックで早めに問題を認識する

経験上、仙腸関節の痛みは仙骨と腸骨の位置関係をととのえたり、固定したりすることで改善することが多いようです。

そこで、仙腸関節が引き起こす痛みを簡単に確認する方法として、ウエストベルトやバスタオル、コルセットを使った方法を紹介します（図47）。

《痛みを確認するセルフチェック》

①痛みを感じる動作を行い、痛みを10段階で10とします。

②ウエストベルト（バスタオルまたはコルセット）を使って、骨盤を前からうしろに

しっかりと固定します。その状態で再度、痛みを感じる動作を行います。

③その後、うしろから前に圧迫して巻き、再度同じ動作を行います。

もし、どちらかの巻き方で痛みが軽くなる場合は、仙腸関節が痛みに関与している可能性があります。もし、痛みが長引いてなかなか改善しない場合は、専門家に相談することをおすすめします。

仙腸関節は自分で動かすことができない関節ですが、たった2ミリメートル以下のズレでも痛みを引き起こすことがあります。このような痛みを感じるときは、専門的な治療が必要になることがあるのです。

セルフチェックを行うことで早期に問題を認識し、日常生活で適切なセルフケアを行うことが重要です。

また、症状が改善しない場合、専門的なサポートを受けることで痛みを軽くすることもできます。

図47　仙腸関節による痛みを確認する

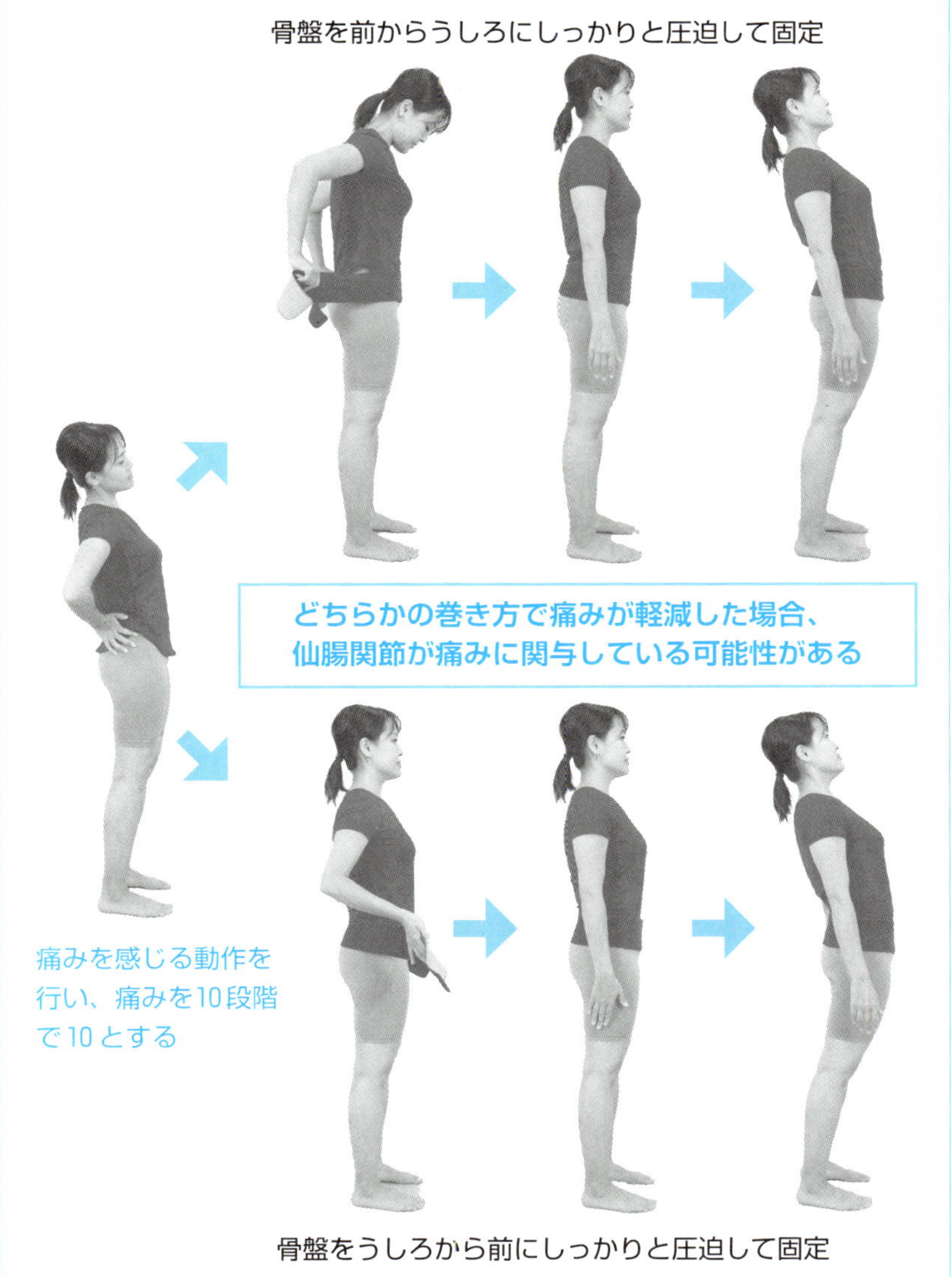
骨盤を前からうしろにしっかりと圧迫して固定
どちらかの巻き方で痛みが軽減した場合、
仙腸関節が痛みに関与している可能性がある
痛みを感じる動作を
行い、痛みを10段階
で10とする
骨盤をうしろから前にしっかりと圧迫して固定

おわりに

骨盤の歪みの多くは矯正しなくてもいい

骨盤は腰とお尻をつなぐ骨で、体の土台として、また運動の起点として非常に重要な役割を果たしています。その大事な骨盤が「歪んでいる」と言われたら、だれでも不安にならずにはいられません。

ただ、本書でお伝えしてきたように、「骨盤の歪み」の大半は、実際にはただの骨盤の回転にすぎないのです。

しかし、**骨盤が回転する**（一般的には歪む）**と土台のバランスが変わるため、体全体のバランスもくずれ、腰痛や肩こりを引き起こす可能性があります**。また、**リンパの流れが悪くなり、むくみや冷え性、体型のくずれにまで影響することがあります**。

こうした背景から、一般的に認識されている骨盤の歪みを正すためには、「骨盤矯正が重要だ」と、テレビや雑誌で頻繁に紹介されるようになっていきました。いまでは、骨盤の歪みの治療方法として一般的なものとなっています。

とくに女性のあいだでは、産後に開いた骨盤がもどらないと筋力が低下し、腰痛が起こりやすくなったり、太りやすい体質になったりするといった理由から、骨盤矯正が広く浸透しています。

でも、**多くの骨盤の歪みは、矯正をしなくても改善できるのです。**誤解してほしくないのは、私は骨盤矯正を否定しているわけではありません。むしろ、**矯正後の状態を維持するためにも、適切な運動（ケア）が重要**だと考えています。

人間には本来、治癒力が備わっています。その治癒力を引き出す方法の一つがケアです。不安になったら、本書を何度も読み返し、正しい知識をもって、自身の健康という大切な資産をしっかりと守っていきましょう。

最後に少し、私自身のことをお話しさせていただこうと思います。

私は、理学療法士としては、少し変わった働き方をしています。月曜日は「運動と医学の出版社」で医学書の編集に携わり、最新の知見をトップランナーから学びながら、医学書の作成にかかわっています。

火曜日、水曜日、日曜日は鎌倉で整体院「動きのこだわりテーション」を開き、痛みで困っている方々の施術や、親指の尖端までスムーズに体重が移動できるためのインソールを作成し、痛みの改善に取り組んでいます。

木曜日と金曜日は横浜・あざみ野で、師匠であり恩師の園部俊晴先生が経営する治療院「コンディション・ラボ」で、同様に施術やインソールの作成を行っています。これに加えて、ほかにもいくつかの仕事を抱えています。

こんなふうに私の好き勝手に働いていて、「大丈夫なのか?」と心配されることもありますが、理解し支えてくれる妻のおかげで、なんとかやっています。

もっとも、私が勝手に大丈夫と感じているだけかもしれませんが、家族全員が私の仕事を理解し、応援してくれています。だからこそ、自分の仕事で得た知識をもとに、多くの方が誤解している骨盤の歪みについて執筆できたことを本当にうれしく思います。

最後になりましたが、この機会をくださった運動と医学の出版社のみなさま、そして代表取締役兼社長である師匠の園部俊晴先生に、あらためて感謝申し上げます。

また、本書に掲載した漫画を作成してくれた、たいらさおり先生にも、「骨盤の歪みは〝回転〟である」という私の考えに賛同していただいたことに心から感謝しています。

そして、本書を手にとってくださったみなさん、本当にありがとうございます。

本書が、あなたの健康を守る一助となることを願っています。

土屋元明

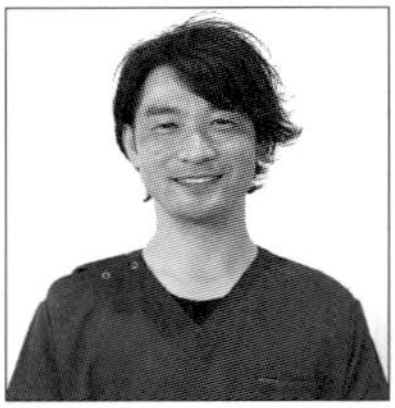

〈著者略歴〉

土屋元明［つちや・げんめい］

理学療法士。インソールとリハビリの専門院「動きのこだわりテーション」にて、痛みなどを抱える人の体にかかるストレスを改善しながら、回復方向へ向かう暮らしやセフルケアを提案している。「運動の質＝人生の質」をモットーに、健康寿命延伸のために、医学書、雑誌、TV、講演など幅広く活躍中。

著書に、『ひざのねじれをとれば、ひざ痛は治る―1日5分から始める超簡単ひざトレーニング』（方丈社）、『不調と痛みが消える！　10秒筋膜ほぐし』（主婦の友社）ほか多数。

マイナス10歳を手に入れる骨盤メンテ
〜回転でととのう姿勢・柔軟ケア〜

2025年２月25日　第１版第１刷発行

著者	土屋元明
漫画・イラスト	たいらさおり
モデル	岸本佳那子
編集協力・本文デザイン	月岡廣吉郎
表紙デザイン	八木孝洋
発行者	園部俊晴
発行所	株式会社 運動と医学の出版社 〒225-0011 神奈川県横浜市青葉区あざみ野1-7-1　ゴールドワンあざみ野２階B ホームページ　https://motion-medical.co.jp
印刷所	シナノ書籍印刷株式会社

ISBN978-4-904862-73-5

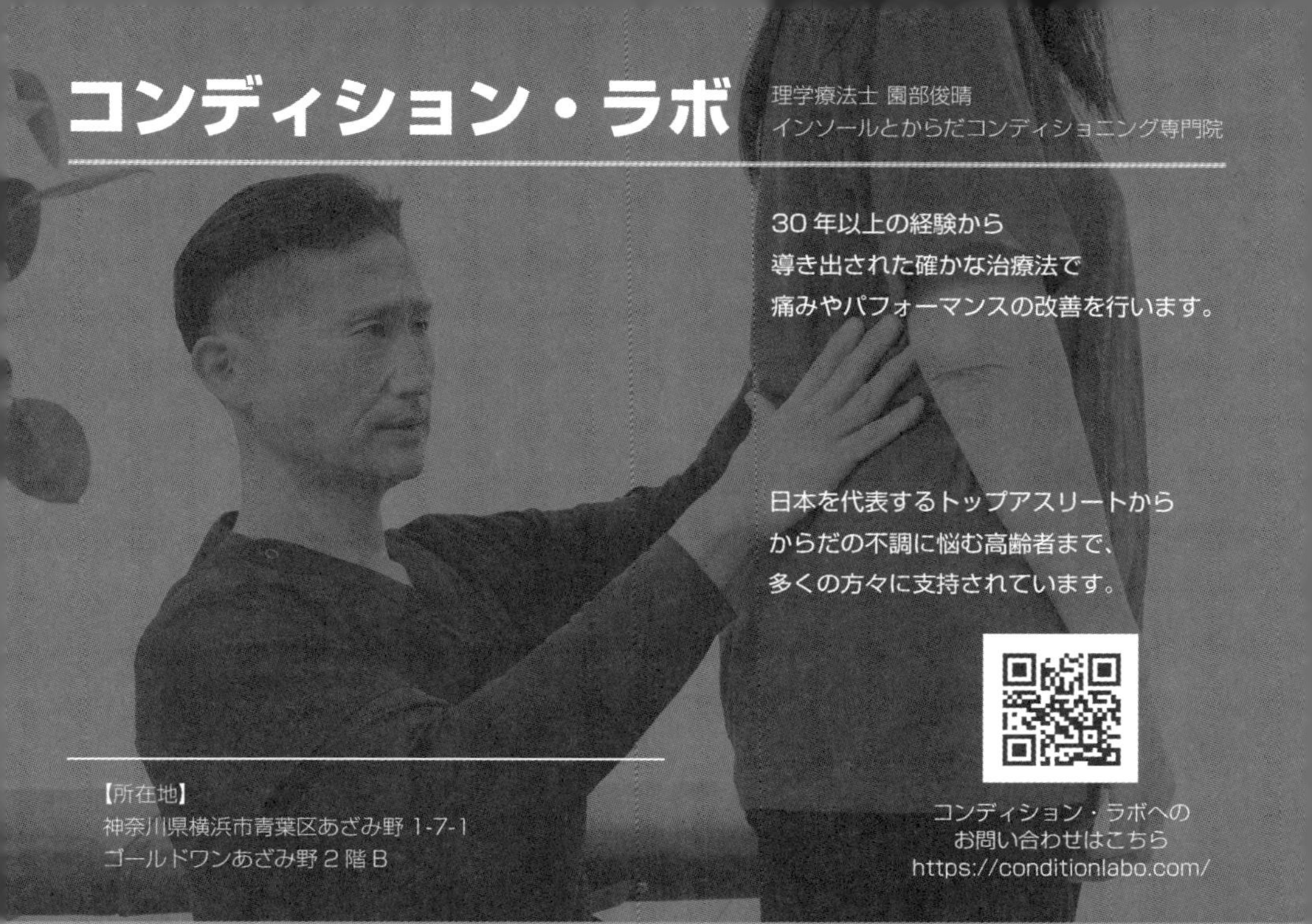
コンディション・ラボ
理学療法士 園部俊晴
インソールとからだコンディショニング専門院
30 年以上の経験から
導き出された確かな治療法で
痛みやパフォーマンスの改善を行います。
日本を代表するトップアスリートから
からだの不調に悩む高齢者まで、
多くの方々に支持されています。
【所在地】
神奈川県横浜市青葉区あざみ野 1-7-1
ゴールドワンあざみ野 2 階 B
コンディション・ラボへの
お問い合わせはこちら
https://conditionlabo.com/

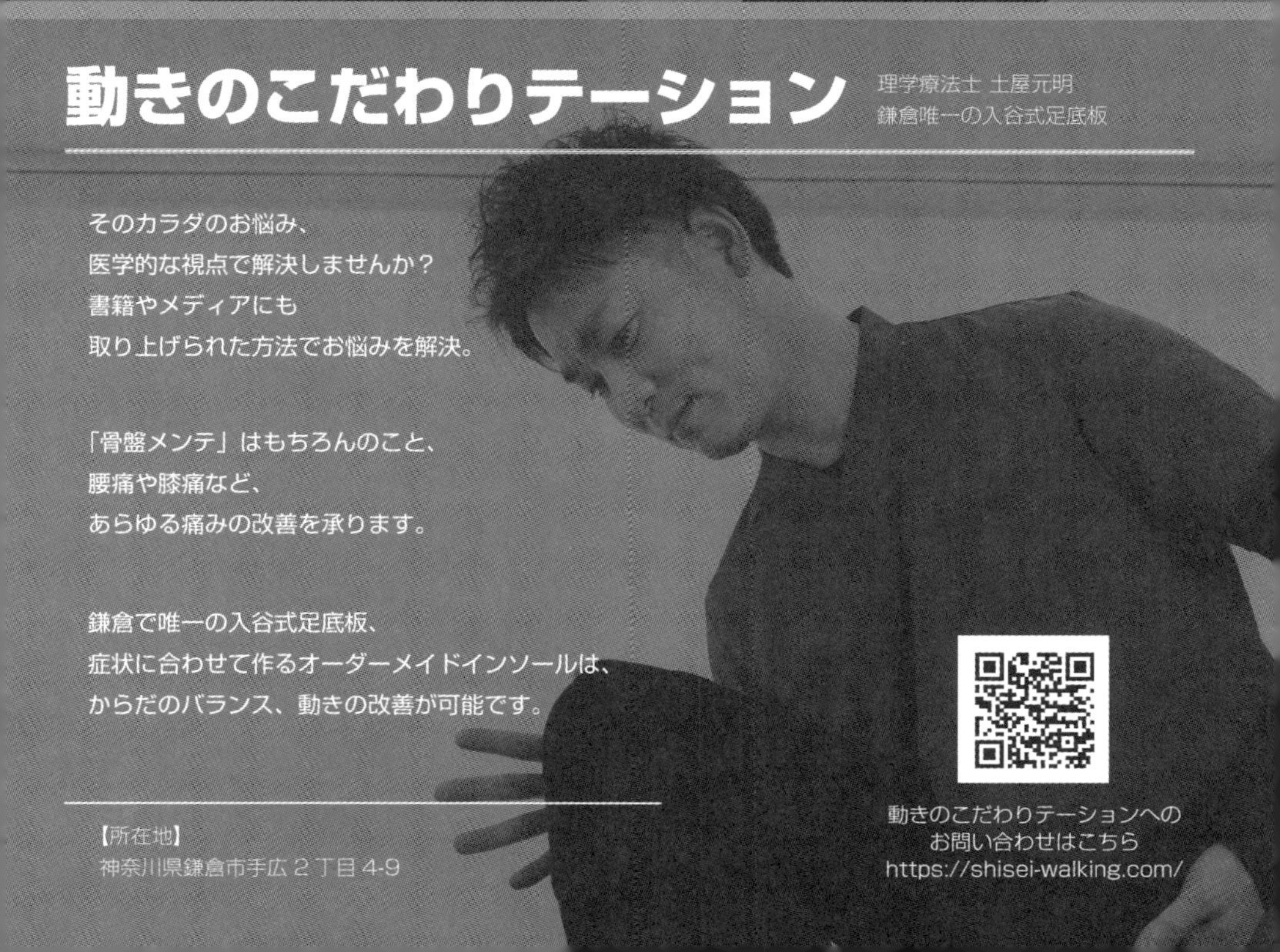
動きのこだわりテーション
理学療法士 土屋元明
鎌倉唯一の入谷式足底板
そのカラダのお悩み、
医学的な視点で解決しませんか？
書籍やメディアにも
取り上げられた方法でお悩みを解決。
「骨盤メンテ」はもちろんのこと、
腰痛や膝痛など、
あらゆる痛みの改善を承ります。
鎌倉で唯一の入谷式足底板、
症状に合わせて作るオーダーメイドインソールは、
からだのバランス、動きの改善が可能です。
【所在地】
神奈川県鎌倉市手広 2 丁目 4-9
動きのこだわりテーションへの
お問い合わせはこちら
https://shisei-walking.com/

\ご購入はこちら/

この書籍を読んだあなたにオススメの書籍

BOOK SELECTION

www.motion-medical.co.jp

痛み探偵シリーズ ひざ痛探偵

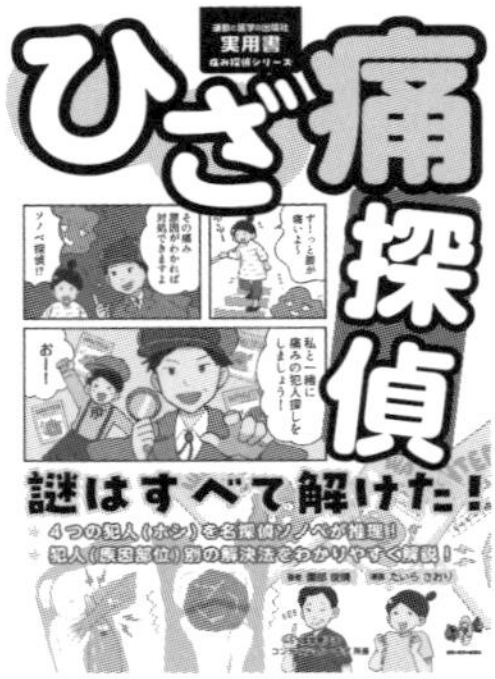

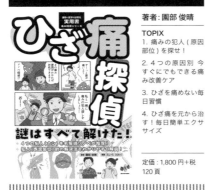

著者：園部 俊晴

TOPIX

1. 痛みの犯人（原因部位）を探せ！
2. 4つの原因別 今すぐにでもできる痛み改善ケア
3. ひざを痛めない毎日習慣
4. ひざ痛を元から治す！毎日簡単エクササイズ

定価：1,800円+税
120頁

4人に1人が悩むひざ痛。病院で変形性膝関節症と診断された方も多いでしょう。しかし、診断名だけでは原因はわかりません。本書では、多くの症例から、ひざ痛の真犯人を特定し、効果的なセルフケア方法を紹介します。

園部式脚の痛み・しびれ改善メソッド

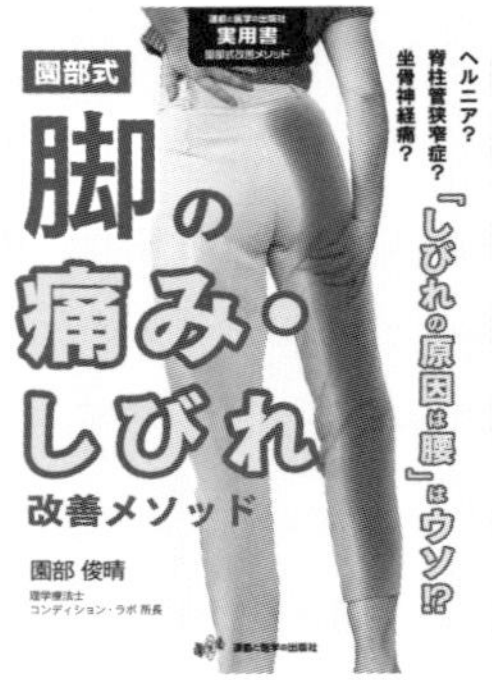

著者：園部 俊晴

TOPIX

1. 脚の痛みやしびれの本当の原因とは？
2. 原因部位発見！セルフチェック法
3. 脚の痛みやしびれの原因別セルフケア
4. 痛みやしびれを予防するデイリーケア

定価：1,700円+税
152頁

脚の痛み、しびれに悩む方へ。 椎間板ヘルニアなど、手術を検討する前に試したいセルフケア。30年の経験から導き出した原因別ケア法を公開。運動が苦手な方でもOK！簡単ケアで痛みとさよなら。原因を特定し、適切なケアでQOL向上を目指しましょう。

園部式首の痛み改善メソッド

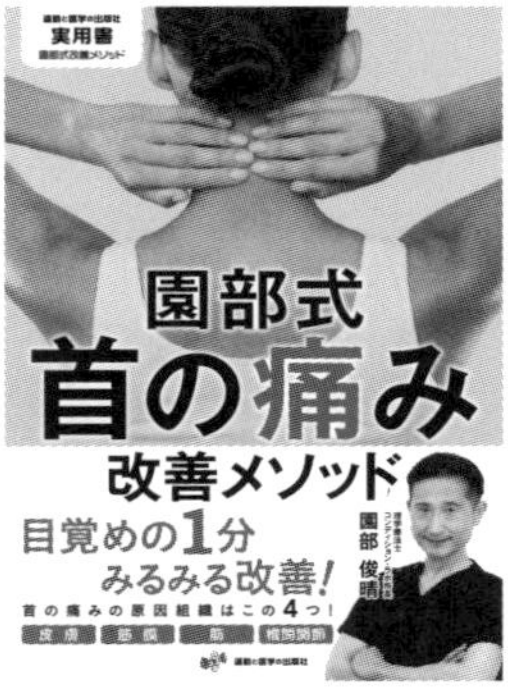

著者：園部 俊晴

TOPIX

1. 首の痛みの本当の原因って何？
2. 首の痛みのセルフチェック｜皮膚
3. 首の痛みのセルフチェック｜筋膜
4. 首の痛みのセルフチェック｜筋
5. 首の痛みのセルフケア

定価：1,600円+税
111頁

首の痛みは、皮膚、筋膜、筋肉、関節のいずれかが原因のことが多いです。本書では、このうち3つの組織に特化し、セルフチェックとケアの方法を解説。原因がわかることで、あなたの首の悩みを解決へと導きます。

園部式歩行改善メソッド

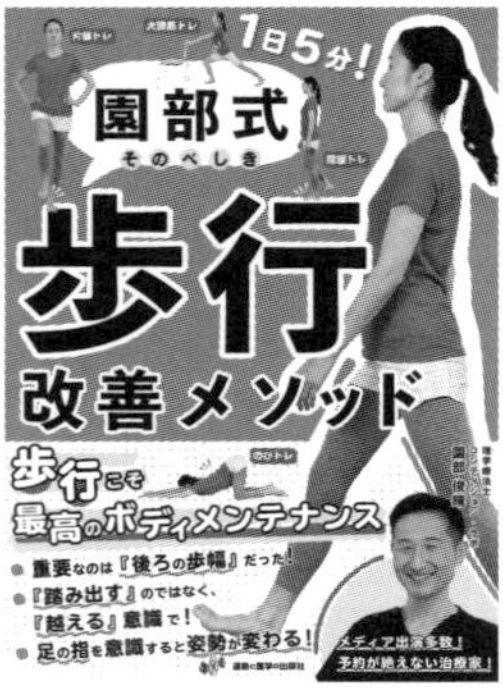

著者：園部 俊晴

TOPIX

1.『園部式歩行』は最高のボディメンテナンス
2.『良い歩き方』の習得と実践
3.『良い歩き方』の基盤つくり
4.『園部式歩行』でいつまでも健康で長生き！
5.『よくある質問』

定価：1,500円+税
152頁

本書で紹介する「園部式歩行」は、柔軟性と姿勢を改善し、正しい歩き方を身につけるための画期的なトレーニング法です。たった30日で体が変わり、健康な毎日を送れるようになります。歩くことは単なる運動ではなく、健康への投資です。